Jens Spahn / Markus Müschenich / Jörg F. Debatin

App vom Arzt

Jens Spahn / Markus Müschenich / Jörg F. Debatin

App vom Arzt

Bessere Gesundheit
durch digitale Medizin

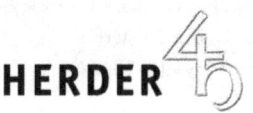

HERDER

FREIBURG · BASEL · WIEN

Ein besonderer Dank für die Mitarbeit an diesem Buch gilt
Prof. Dr. med. Mathias Goyen.

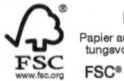

MIX
Papier aus verantwor-
tungsvollen Quellen
FSC® C083411

Umschlaggestaltung: Designbüro Gestaltungssaal
Umschlagmotive: © shutterstock - © istockphoto
Satz: Daniel Förster
Herstellung: CPI books GmbH, Leck

ISBN 978-3-451-37508-8

Inhalt

Vorwort

Gesundheit, Krankendaten und digitale Vernetzung, diese Mischung erzeugt regelmäßig einen reflexhaften Aufschrei. Was eigentlich passiert genau mit meinen persönlichen Daten? Wer hat darin Einsicht? Und: Wird die Krankenkasse meinen Tarif nach meinen genetischen Krankheitsrisiken berechnen? Verständliche Vorbehalte vermischen sich mit einer allgemeinen Skepsis gegenüber dem Austausch und Nutzen von Daten, deren gesetzgewordener Ausdruck das restriktive deutsche Datenschutzrecht ist. Das ist in seiner jetzigen Form ein echter Innovationskiller, der den Fortschritt in der Medizin behindert.

Datenschutz ist was für Gesunde. Denn niemand im Gesundheitswesen profitiert mehr von einem effizienten Austausch der Daten als der kranke Patient. Wir wollen daher in diesem Buch bewusst die Chancen der Digitalisierung im Gesundheitswesen in den Blick nehmen, freilich ohne die Risiken zu ignorieren. Erst wenn wir jenseits der oftmals vorgeschobenen Datenschutzreflexe die

Möglichkeiten und Chancen angemessen ausleuchten, ergibt sich das ganze Bild. Dann können wir entscheiden, wie viel und welchen Schutz von Daten wir in welchen Bereichen wollen und welche Maßnahmen wir ergreifen sollten, um Sicherheit zu gewährleisten, beispielsweise um Hackerangriffe abzuwehren. Denn es geht um hochsensible persönliche Daten. Um es vorwegzunehmen: Die Antwort kann aus unserer Sicht nicht lauten, dass wir die Arbeit mit und den Austausch von Daten im Gesundheitswesen völlig ausschließen. Es geht um eine kluge Balance.

Gesundheit stützt sich schon lange nicht mehr nur auf das Wissen und die Erfahrung des Arztes. Die Zeiten des »Halbgotts in Weiß« sind vorbei. Im Zeitalter der digitalen Medizin geht es darum, Gesundheit zu erhalten und auf den Einzelnen zugeschnittene Therapien anzuwenden. Auch Sie selbst kümmern sich ja um Ihre Gesundheit. Ernährung, Wellnessangebote und seelische Entspannung – wir sind uns sicher, dass Sie schon öfter darüber nachgedacht haben, wie Sie sich frischer, jünger und gesünder fühlen können.

Stellen Sie sich vor, Sie wachen nachts auf und fühlen sich unwohl, haben vielleicht krampfartige Bauchschmerzen oder plötzliches Herzrasen. Die wenigsten von uns schlafen einfach beruhigt weiter mit dem Gedanken, dass es schon noch reichen wird, sich morgen drum zu kümmern. Die meisten werden wohl eher nervös wach liegen und der Möglichkeit entgegenfiebern, endlich einen ärztlichen Rat einholen zu können. Und sei es nur, damit der einen beruhigt, weil es schlimmer scheint, als es ist. Und das umso mehr, wenn Sie bereits vorbelastet sind, etwa mit Bluthochdruck, einem Schlaganfall oder Diabetes. Das werden in unserer älter werdenden Gesellschaft eher immer mehr Menschen sein. Welch ein Segen wäre es da für Sie, für Ihren ruhigen Schlaf und auch Ihren Partner oder Ihre Partnerin, wenn Sie die Symptome einfach in eine App eingeben könnten, die Ihre Krankengeschichte kennt und mit den akuten Beschwerden abgleicht und Ihnen so in Sekundenschnelle entweder akute Maßnahmen empfiehlt oder Sie direkt per App mit einem Arzt verbindet, der Ihnen sofort zuhört. Wohlgemerkt: Das ist keine Zukunftsmusik, sondern heute schon möglich.

Wussten Sie, dass eine korrekte ärztliche Diagnose zu 70 Prozent davon abhängt, was Sie Ihrem Arzt über sich erzählen? Da kommt es also einerseits darauf an, wie gut Sie sich erinnern können an Symptome, an frühere Beschwerden oder Untersuchungen. Und darauf, wie gut Sie in der Lage sind, all das auch noch in die richtigen Worte zu fassen. Andererseits hängt die Qualität der Kommunikation maßgeblich von der Zeit ab, die der Arzt hat, um Ihnen tatsächlich zuzuhören und die richtigen Fragen zu stellen. Wenn der Arzt mit einem Klick auf einen Blick wüsste, welche medizinische Vorgeschichte Sie haben, welche Medikamente Sie nehmen oder woran Ihre Eltern gestorben sind, bliebe ihm mehr Zeit für die wirklich wichtigen Fragen. 50 bis 70 Prozent der Arztbesuche drehen sich im Kern um einfache Rückfragen des Patienten, die im Grunde genauso gut per kurzer Online-Sprechstunde über Smartphone oder Computer abgewickelt werden könnten. Wie viel leerer wären dann die Wartezimmer, wie viel weniger Stress gäbe es bei Praxishelfern und Patienten! Die Ärzte könnten sich in ihrer Praxis auf die wirklich wichtigen Fragen konzentrieren. Und nebenbei wäre wohl auch das Problem des Fachärztemangels zumindest deutlich reduziert. Ein Gewinn für alle also.

Und das waren bis jetzt nur wenige, einfache Beispiele. Da geht noch viel mehr. Wenn nun aber die Vorstellung etwa Ihrer Krankenkasse als gefräßige Datenkrake in Ihrem Kopf herumgeistert, dann fragen Sie mal bei Ihrer Kasse nach, was die derzeit wirklich so über Sie und Ihren Gesundheitszustand weiß – oder besser nicht weiß. Denn Sie werden erstaunt sein, wie wenig das ist. Denn schon heute dürfen die wenigen verfügbaren Daten nur anonymisiert verwendet werden. Rufen Sie Ihre Kasse mal an und testen es: Sie werden verblüfft sein.

Wir verlangen Ihnen mit diesem Buch etwas ab: Wir betonen die Chancen und wollen Ihre Bedenken beiseiteschieben. Wir laden Sie ein, mit uns die Möglichkeiten der datenbasierten digitalen Medizin zu erkunden. Träumen Sie mit uns. Von mehr Lebensqualität, besserer Gesundheit bis ins hohe Alter und einem sinnvolleren Einsatz Ihrer hart erarbeiteten Krankenkassenbeiträge.

Wir wünschen uns, dass Ihnen dieses Buch hilft, Vorbehalte abzubauen und die Chancen der digitalen Medizin zu entdecken. Wir glauben an eine kluge Balance von Datenschutz, Datensicherheit und den enormen Möglichkeiten eines besser vernetzten Gesundheitswesens. Eine Debatte darüber kann nur derjenige kompetent führen, der nicht nur die Risiken, sondern auch die Chancen kennt. Wir jedenfalls bleiben dabei – Datenschutz ist was für Gesunde. Denn nur die können es sich leisten, wenn das Gesundheitswesen hinter seinen Möglichkeiten zurückbleibt.

Wir wünschen Ihnen viel Spaß beim Lesen!

Jens Spahn, Markus Müschenich, Jörg Debatin
September 2016

Wir leben im digitalen Zeitalter

Das Smartphone ist aus unserem Alltag nicht mehr wegzudenken. Egal, ob erst seit kurzer Zeit dabei oder ob mit dem Display in der Hand groß geworden – Sie gehören zu den 49 Prozent der Bevölkerung, die regelmäßig ein Smartphone nutzen. Und damit sind Sie im Grunde rund um die Uhr mit dem Internet verbunden. Sie nutzen Nachrichtendienste, um Freunden zu texten, informieren sich über die neuesten Nachrichten, checken Ihre E-Mails, posten Urlaubsfotos oder Kuriositäten aus dem Büroalltag auf Facebook oder verabreden sich mal eben schnell mit Freunden oder Kollegen über WhatsApp. In der Bahn zeigen Sie dem Zugbegleiter auf Ihrem Smartphone Ihr elektronisches Ticket, am Flughafen nutzen Sie die elektronische Bordkarte zum Reiseantritt. Und die ganz Versierten überweisen noch eben die ausstehende Rechnung über das kleine Ding in der Hosentasche.

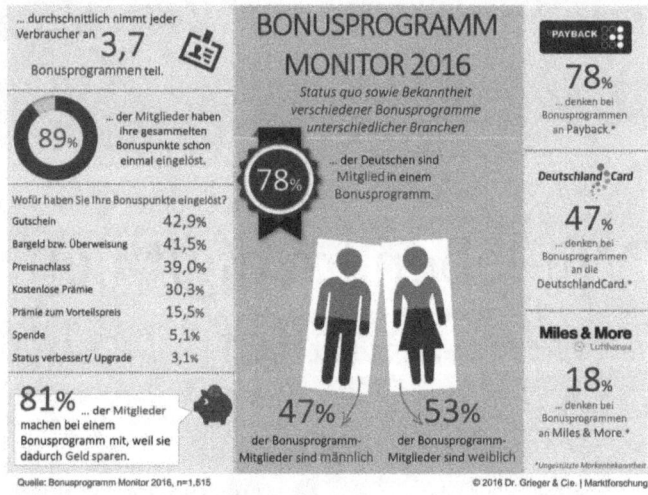

Die überwiegende Mehrheit der Deutschen nutzt Bonusprogramme. Gegen die Preisgabe der Einkaufsdaten erhält man Vorteile, z. B. in Form von Sonderangeboten oder Prämien.

Wahrscheinlich nehmen Sie auch an einem der unausweichlichen Bonusprogramme teil. Ob Rewe, Bahn, Payback oder Miles & More, überall winken Vergünstigungen und besserer Service im Gegenzug für – ja, wofür eigentlich? Im Gegenzug dafür, dass Sie Ihre Daten zur Verfügung stellen. Sie bezahlen all diese Dienstleistungen mit Informationen über sich. Diese Unternehmen wissen, wo Sie sich aufhalten, sie kennen Ihre Vorlieben und Ihr Einkaufsverhalten, schneidern Ihnen individuelle Angebote: So passen sie ihr Warensortiment und ihre Werbung ständig an die Bedürfnisse ihrer Kunden an. Oder sie verkaufen ihren Werbekunden ihr Wissen über uns. Mit diesen passgenauen, auf uns Kunden individuell zugeschnittenen Angeboten wollen alle Beteiligten ihre Verkaufschancen erhöhen, was sonst?

Aber verbessern sie damit nicht auch aus unserer Sicht als Kunden das Angebot und erleichtern unser Leben? Es spart Zeit und Nerven, wenn ich schneller finde, was ich eigentlich suche. Und wenn der Supermarkt sein Sortiment tatsächlich auch nach meinen Bedürfnissen erweitert, etwa indem meine bevorzugte Sorte Pastatomaten vorrätig ist, dann erspart mir das den Weg in andere Geschäfte, zu denen ich sonst nur für diesen einen Artikel extra fahren würde – wertvolle Zeit, die sinnvoller eingesetzt ist mit der Familie, einem guten Buch oder einem Museumsbesuch. Das stete Bestreben der Unternehmen, bei denen ich kaufe, mehr über mich und meine Vorlieben zu erfahren, ihr unstillbarer Datenhunger, verbessert so am Ende das Angebot für mich und macht mein Leben komfortabler. Ein guter Deal? Für die meisten scheinbar ja, denn sie schlagen ja sprichwörtlich ein.

Zugegeben, das alles ist vielleicht eine eher amerikanische Sichtweise auf die Dinge. Aber Hand aufs Herz: Wie oft bestellen Sie bei Amazon, Zalando, Otto oder der Online-Apotheke? Wie oft am Tag suchen Sie bei Google schnell die Informationen, die Sie gerade brauchen? Haben Sie schon einmal einen Musiktitel bei iTunes oder einem anderen Musikdienst gekauft? Oder nutzen Sie Netflix & Co., um die neuesten Serien zu schauen? Wollten Sie sich dem ständigen Austausch und Sammeln Ihrer Daten entziehen, müssten Sie so ziemlich auf all das verzichten. Das Leben wäre ohne Zweifel mühsamer, komplizierter und wahrscheinlich auch teurer. Wie viele DVDs, CDs, Lexika und Bücher müssten wir kaufen und zu Hause stehen haben, um offline aus der gleichen Fülle an Songs, Filmen und Informationen schöpfen zu können?

Unsere Daten sind überall

Dieser Blick auf die Dinge geht in der deutschen Debatte rund um Datenschutz und Privatsphäre leider zu oft unter. »Meine Daten gehen niemanden etwas an« – diese Aussage mag unter heftigem Nicken reflexhafte Zustimmung ernten, hält in ihrer Absolutheit der Überprüfung in der Realität aber in den wenigsten Fällen stand. Kaum einem Menschen dürfte bewusst sein, wie anders sein Leben aussähe, würde er tatsächlich konsequent die alleinige Hoheit über seine Daten zum Maßstab seines Handelns machen. Mit einem solchen Vorhaben verhielte es sich ähnlich wie mit dem schnell gemachten Vorsatz, nur noch Lebensmittel aus regionaler Erzeugung zu konsumieren. Im Winter gäbe es Kohl, Kartoffeln und viele eingelegte, weil auf diese Weise haltbar gemachte Lebensmittel, Paprika und Orangen nur noch wenige Wochen im Jahr. Südfrüchte, Bananen, Asia-Pfanne, die Tomaten im Döner und vieles andere mehr, das wir wie selbstverständlich jederzeit verfügbar haben wollen, wäre dann vom Speiseplan gestrichen.

Alles Quatsch? Nein, dieses Beispiel verdeutlicht nur, wohin absolut gesetzte Postulate führen. Der Ausweg?

Es gibt nicht wenige, die ihr alltägliches Tun einfach von den Forderungen und Ansichten trennen, die sie im Allgemeinen gern vertreten. Dieser Schizophrenie wollen wir uns aber nicht anschließen. Wie so oft ist der gesunde Mittelweg die Lösung. Es gilt, unsere Bedürfnisse als Kunde und Verbraucher in Balance zu bringen: Die nach möglichst großem Komfort und möglichst gutem Service mit der Hoheit über unsere Daten. Aber das wird nur gelingen, wenn wir endlich ein weniger verkrampftes Verhältnis zum Umgang mit dem Thema Daten entwickeln – ohne darüber die Sensibilität für das Bedürfnis nach Datenschutz und -sicherheit zu verlieren.

Daten sind der Rohstoff der Zukunft

Warum haben eigentlich so viele digitale Unternehmen aus den USA einen nahezu uneinholbaren Vorsprung gegenüber dem Rest der Welt? Amazon, Apple, Facebook, Google und Co. sind Erfolgsgeschichten. Sie sind in kurzer Zeit weltweit expandiert. Und hätten sich allesamt so aus Deutschland heraus nicht entwickeln können. Da spielen sicher viele Faktoren eine Rolle. In den USA ist es leichter, an Wagniskapital auch in größeren Summen zu kommen, Universitäten und Unternehmertum sind enger verzahnt, der von Anfang an deutlich größere Heimatmarkt bringt enorme Vorteile und grundsätzlich gibt es eine andere Mentalität in Bezug auf Gründen, Scheitern und Die-Welt-verändern-Wollen. Aber ein anderer, unverkrampfterer Umgang mit Daten ist ohne Zweifel auch einer der ganz entscheidenden Punkte.

Kurz gesagt: Unternehmen in den USA können erst einmal Berge von Daten ihrer Kunden sammeln und auf der Grundlage von Datenauswertungen nach und nach neue Geschäftsmodelle oder ein neues Produkt entwickeln. Das deutsche Datenschutzrecht schreibt dagegen vor, dass man Daten nur mit der ausdrücklichen Zustimmung des Kunden zu einem bestimmten, vorher definierten Zweck sammeln darf. Nur für diesen Zweck dürfen sie gespeichert und verarbeitet werden und müssen unaufgefordert wieder gelöscht werden, wenn dieser Zweck erfüllt ist. Der deutsche Ansatz mag Datenpuristen besser gefallen. Wahr ist aber auch, dass er es unseren Unternehmen unendlich viel schwerer macht, mit ihren amerikanischen Wettbewerbern mitzuhalten. Denn die deutschen Gründer und Entwickler haben ja nicht schlechtere Ideen, sie haben nur datenschutzrechtlich schon von Anfang an den schwereren Start. Und den meisten Kunden ist es am Ende egal – sie nutzen munter Facebook, Instagram, Google & Co, weil es so schön bequem ist und sie nicht ständig irgendwelche Datenschutzerklärungen akzeptieren müssen. Ihre Daten liegen dann allerdings in den USA.

In Zeiten der Digitalisierung wird eine gute Datengrundlage immer wichtiger. Auch in der klassischen Industrie – Stichwort »Industrie 4.0«, also der Verzahnung der Produktion mit Informations- und Kommunikationstechnologie – sind Daten der entscheidende Baustein, um Prozesse zu optimieren, um besser und zielgerichteter produzieren zu können. Auf den Kunden zugeschnittene, »personalisierte« Produkte können nur dann hergestellt werden, wenn der Hersteller weiß, was eben dieser Kunde sich wünscht. Nicht anders sieht es im Handel aus: Der entscheidende Vorteil der Online-Händler liegt nicht darin, dass sie durch eine geschickte Einkaufspolitik immense Lagerkosten sparen können, sondern in der Möglichkeit, ihre Kunden direkt anzusprechen und ihnen Empfehlungen zu geben, die auf einer entsprechenden Nutzung von Daten basieren. Die Anbieter wissen quasi schon vorher, was ihre Kunden wollen. Wenn Sie auf der Website eines Online-Händlers Sätze lesen wie: »Aufgrund Ihrer bisherigen Einkäufe empfehlen wir Ihnen …« oder »Kunden, die diesen Artikel gekauft haben, interessierten sich auch für …«, dann steht dahinter die algorithmische Auswertung der Einkäufe und des Stöberns auf der Website von einer Vielzahl von Kunden. Solche Online-Empfehlungen können natürlich die fachliche Beratung vor einem Produktkauf nicht ersetzen, aber für die Warenpräsentation steht hier ein wesentlich größeres, nach den individuellen Bedürfnissen gestaltetes »Schaufenster« zur Verfügung, als es in einem aus Stein gebauten Kaufhaus jemals möglich wäre.

Auch bei der Planung von Infrastruktur, etwa beim öffentlichen Personennahverkehr und Anschlussangeboten wie beispielsweise Car-Sharing oder Rent-a-Bike, sind Nutzerdaten äußerst hilfreich. Wo müssen welche

Fahrzeuge stehen, welche Bahnen verkehren, damit sie auch genutzt werden? Oder nehmen Sie das Beispiel der Energiewende: Der Plan, Tausende kleine Kraftwerke in der Fläche – also beispielsweise auch die Solaranlage auf Ihrem Hausdach – so miteinander zu vernetzen, dass es trotz des Verzichts auf Großkraftwerke nicht zu Stromausfällen kommt, erfordert eine erhebliche Menge an Daten. Dazu gehören auch individuelle Verbrauchsdaten, auf deren Grundlage dann das ganze System gesteuert wird. Das Stromnetz kann so auch effizienter betrieben werden, weil große Teile des Stroms nicht mehr praktisch nutzlos produziert werden, wenn man nicht genau weiß, wie viel Strom eigentlich wann und wo genau gebraucht wird. Das bringt Einsparungen, die hoffentlich auch an den Endkunden weitergegeben werden – und schont dabei auch noch die Umwelt. Das Management dezentraler Energieerzeugung ist übrigens heute ein Feld, in dem wir Deutschen noch Weltspitze sind. Die Internetpioniere Apple und Co. pilgern nach Deutschland, um sich anzuschauen, wie wir das hier machen.

Daten haben also einen weitaus größeren Nutzen als nur den, dass Unternehmen uns personalisierte Werbung zukommen lassen können. Sie sind der Rohstoff der Zukunft für ein hochindustrialisiertes Land wie Deutschland. Leider wird die Diskussion um den Schutz unserer persönlichen Daten weitgehend unter anderen Voraussetzungen geführt. Ein prominentes Beispiel ist Google Street View. Eine Welle der Empörung schwappte durch Deutschland, als der amerikanische

Konzern Straßen und Häuser fotografierte. Viele Hausbesitzer stellten den Antrag, ihr Haus zu verpixeln, also unkenntlich zu machen. Heute sind die Deutschen diejenigen, die das Angebot international am häufigsten nutzen. Die Straßen der Amerikaner, Italiener oder Briten anzuschauen, die Urlaubsstrände, die Umgebung eines Hotels oder das Wunschrestaurant scheint okay zu sein; das tun die Deutschen täglich tausendfach. Hauptsache, es geht nicht um die eigene Straße. Denn die deutschen Datensätze von Street View wurden seit 2011 nicht mehr aktualisiert, weil so viele Deutsche dem widersprochen haben.

Das entscheidende Argument bei der Frage, ob Menschen ihre Daten weitergeben wollen oder nicht, ist wahrscheinlich der für sie leicht erkennbare persönliche Nutzen. Würden Sie die Daten Ihres täglichen Arbeitsweges zur Verfügung stellen, wenn Sie dadurch schneller und bequemer zur Arbeit kommen, weil ihr Weg durch eine intelligente Verkehrssteuerung beeinflusst wird? Wahrscheinlich schon. So ist es auch mit Street View, Kundenkarten, Facebook oder eben Ihren Gesundheitsdaten. Entscheidend ist der persönliche Mehrwert.

Die Gesundheitskarte

Vor mehr als zehn Jahren haben wir in Deutschland ein sehr mutiges Projekt gestartet: Die elektronische Gesundheitskarte. Sie war mal das größte IT-Projekt in Europa und sollte Papierakten ersetzen, ein intelligentes Medikamentenmanagement ermöglichen und die Kommunikation zwischen den Ärzten optimieren. Kurz gesagt: die Behandlung der Patienten enorm verbessern. Und das sollte alles so konstruiert sein, dass Patienten weiterhin Herren über ihre Daten bleiben. Ohne Zustimmung der Patienten soll es keinem Arzt, keinem Krankenhaus und keinem Apotheker möglich sein, auf die gespeicherten Daten zugreifen zu können.

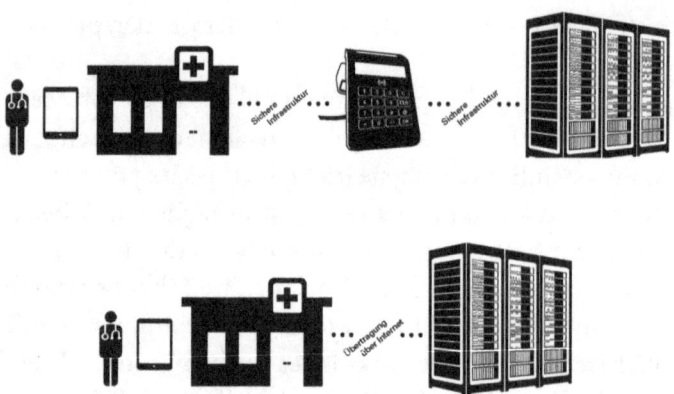

Ihre Daten sind bei der elektronischen Gesundheitskarte wesentlich besser geschützt als bei Anwendungen, die über einen Server funktionieren, der in den USA stationiert ist. Und: Ohne die Eingaben Ihrer Persönlichen Identifikationsnummer kann bei der Gesundheitskarte niemand auf Ihre Daten zugreifen.

Und wie weit ist dieses Zukunftsprojekt inzwischen gediehen? Was beispielsweise in Estland seit Jahren Realität ist, steht bei uns nach einem ganzen Jahrzehnt und einer Milliarde Euro an Kosten aus Sicht des tatsächlichen Patientennutzens immer noch am Anfang. Die Kosten zahlen übrigens Sie über Ihre Krankenversicherungsbeiträge.

Woran liegt das? Warum dauert das so lange? Unter anderem deswegen, weil sich die Partner, die die elektronische Gesundheitskarte und die dazugehörige Infrastruktur – also die sichere Gesundheitsdatenautobahn – entwickeln und vorantreiben sollen, nicht einig werden. Das sind vornehmlich die Ärzte, Krankenhäuser, Krankenkassen und Apotheker. Viele fürchten wahrscheinlich einfach nur die Transparenz ihres Tuns.

Zu den Bremsern gehören aber auch wir Patienten. Eine ganze Armada von Patientenorganisationen bläst öffentlichkeitswirksam in das Horn des drohenden »gläsernen Patienten«, dessen Daten in die falschen Hände geraten oder dessen Versicherer die gewonnenen Daten gegen ihn verwenden könnten. Und Ärzte- und Apothekervertreter wie auch die Vertreter anderer Gesundheitsberufe stimmen munter in dieses Konzert ein. Denn natürlich bedeutet die Einführung einer elektronischen Gesundheitskarte erst einmal zusätzlichen Aufwand und natürlich droht die alleinige Herrschaft über Diagnosen, Krankheitsverläufe und Medikationspläne ein Stück verloren zu gehen – an uns, die Patienten. Bisher sind die teils auf Papier, teils elektronisch geführten Krankenakten das Eigentum des behandelnden Arztes oder des Krankenhauses. Mit der elektronischen Gesundheitskarte würde sich das ändern.

Sie haben grundsätzlich das Recht, Einsicht in Ihre Patientenakte zu nehmen und auch eine Kopie derselben zu bekommen. Aber wenn Sie schon einmal konkret versucht haben, von Ihrem Arzt Ihre Krankenakte zu bekommen, wissen Sie, wie schwer das ist und mit welch abstrusen Argumenten teilweise versucht wird, Ihnen das auszureden. Ein weiteres Beispiel: Wenn Sie aus einem Krankenhaus entlassen werden, erhalten Sie und der Sie ursprünglich einweisende Arzt einen Arztbrief. Meist auf Papier. Mit diesem Brief gehen Sie – im Idealfall jedenfalls – zu Ihrem Hausarzt, der dann alle Informationen in einer Akte zusammenführt und mit Ihnen die weitere Behandlung bespricht. Daran ist an sich nichts auszusetzen. Aber: Sie müssen sich meist selbst um den Folgetermin bemühen, den Brief mitnehmen, ihn später sicherheitshalber zu Hause abheften. Oder Sie haben den Folgetermin bei Ihrem Hausarzt schneller, als der Arztbrief aus dem Krankenhaus per Post ihn erreicht hat. Wenn Sie von Ihrem Arzt ein Rezept erhalten, das Sie in der Apotheke einreichen, läuft dieses Rezept übrigens weiterhin den ganzen Abrechnungsprozess mit durch – gedruckt auf Papier! In einer Zeit, in der Sie mit Online-Banking Ihre Kontoauszüge in Ihrem Postfach archivieren und jederzeit Ihren Kontostand abfragen können, in der Sie mit dem Handy auf Flügen einchecken und sogar Ihre Steuererklärung ganz selbstverständlich online abgeben können, klingt das alles ziemlich antiquiert, oder? Und das sind ja nur wenige Beispiele.

Ein anderer Aspekt im Umgang mit sensiblen Daten Ihrer Gesundheit ist die Kommunikation zwischen Ärzten, Krankenhäusern und Apothekern – also den Institutionen und Personen, denen Sie Ihr Wohlergehen und sensible Informationen über sich anvertrauen. Da werden täglich tausendfach Diagnosen und Empfehlungen per einfacher E-Mail hin- und hergeschickt oder nach wie vor – noch spannender – per Fax. Aus der Sicherheitsperspektive gesehen könnten Sie da in beiden Fällen genauso gut eine Postkarte schicken, denn das Mitlesen ist für Außenstehende genau so einfach wie bei einer Postkarte. Ein Fax etwa funktioniert ja bekanntlich so, dass es das Dokument, welches Sie senden wollen, einscannt und dann über die normale Telefonleitung zum Empfängergerät schickt, wo es ausgedruckt wird. Je nachdem, wo das Empfängergerät steht, können unterschiedlich viele Menschen sehen, was es ausspuckt. Eine denkbar unsichere Übertragung von sensiblen Patientendaten! Was, wenn bei der Eingabe der Nummer ein Fehler unterläuft? Jeder von uns hat sich doch schon mal verwählt. Ebenso ist es mit einem Brief, der verloren gehen kann, oder einer E-Mail, die – sofern sie unverschlüsselt verschickt wird – bei jemand anderem landen kann als dem eigentlichen Empfänger. Vielleicht kennen Sie E-Mails, an deren Ende der Hinweis steht, dass sie nur für den Empfänger gedacht ist und rechtliche Schritte angedroht werden für den Fall, dass ein Unbefugter sie erhalten sollte und nicht löscht. Diese Absicherungen machen große Unternehmen aus guten Grund: Weil sie nicht sicher sein können, dass keine Fehler unterlaufen. Ganz einfach, weil Menschen auch einmal zwei Buchstaben verwechseln können, wenn sie eine Mailadresse eingeben. Wir kennen wenige Ärzte und Krankenhäuser, die einen derartigen Abbinder als Standard in ihren E-Mails haben.

Das Fazit ist eindeutig: Die heutige Form der Kommunikation zwischen Ärzten, Krankenhäusern, Apothekern und Patienten ist alles andere als sicher. Sie ist im Wesentlichen auf dem Stand des vordigitalen Zeitalters stehen geblieben und deshalb auch fehleranfällig – bei der Übermittlung der Daten ebenso wie beim Zusammenspiel der unterschiedlichen Behandler eines Patienten. Und eines ist dabei zu oft garantiert nicht gewährleistet: der Datenschutz und Ihre Hoheit über Ihre Krankheitsgeschichte!

Hand aufs Herz: Würden Sie akzeptieren, wenn Ihre Bank- oder Steuerdaten auf ähnlich ungesichertem Weg hin- und hergeschickt würden? Wenn Ihr Kontostand nur bei Ihrem Bankberater läge und Sie jedes Mal, wenn Sie wissen wollen, wie viel Geld noch auf Ihrem Konto ist, einen persönlichen Termin vereinbaren müssten? Aus gutem Grund kommt uns dieser Gedanke ziemlich absurd vor. Aber bei unseren eigenen Gesundheitsdaten akzeptieren wir es und – noch viel schlimmer – wir verhindern oft selbst eine bessere, schnellere und sichere Lösung. Weil wir uns von unserem Misstrauen und den Parolen und Überschriften mancher Interessenverbände leiten lassen, anstatt auch die enormen Vorteile zu sehen, die die elektronische Gesundheitskarte für uns als Patienten mit sich bringen würde. Wir verlangen von Banken, dem Finanzamt oder auch dem Online-Buchhändler, dass sie die Sicherheit unserer Daten gewährleisten und in dieser Hinsicht immer auf dem neuesten Stand sind. Dafür investieren diese Unternehmen und Institutionen Milliarden. Aber bei unserer Krankheitsgeschichte vertrauen wir darauf, dass E-Mails und Faxe schon beim richtigen Empfänger ankommen werden und dass Arztbriefe, die per Post verschickt werden, nicht verloren gehen. Eigentlich fast ein Fall für den Arzt.

Die Deutschen und der Datenschutz

Dabei ist an anderen Stellen das digitale Geschäft mit den Gesundheitsdaten schon in vollem Gange. Mal ehrlich: Haben Sie ein Fitnessarmband? Oder eine Uhr, die Ihren Puls misst? Oder eine App auf Ihrem Smartphone, die Ihren Schlaf verfolgt? Oder eine, auf der Sie auch noch eingeben, wie viel und was Sie gegessen haben, und die Ihnen sagt, wann Sie Ihr tägliches Schrittziel erreicht haben? Bereits heute nutzt fast jeder fünfte Deutsche diese Angebote, Tendenz steigend. Der Grund liegt auf der Hand: Sie alle wollen wissen, wie gesund Sie tatsächlich durchs Leben gehen. Fast alle von uns wollen wissen, wie wir im Alltag gesünder leben, abnehmen oder Krankheiten vermeiden können. Kennen Sie Menschen, die Ihre tägliche Laufstrecke auf Facebook veröffentlichen? Wir jedenfalls haben einige davon in unserer Timeline. Warum machen Menschen das? Weil sie ein Erfolgserlebnis haben und das gern mit anderen teilen wollen. Um Zuspruch zu bekommen, auf dem richtigen Weg zu sein. Das motiviert, diesen Weg weiterzugehen. Und wer von uns hätte nicht gern ein paar Pfunde weniger?

Es ist aber erstaunlich zu sehen, wie gering offenbar bei diesen Anwendungen des digitalen Lebens auf einmal die Bedenken hinsichtlich des Datenschutzes sind. Wenn es um die Patientendaten geht, die »offiziell« im Gesundheitssystem von Ärzten und Apothekern über uns aufgezeichnet werden, ist das Unbehagen groß und die Sorge, Informationen über uns könnten in falsche Hände gelangen, auch. Dabei ginge es hier eigentlich um das Ziel einer bestmöglichen effizienten medizinischen Versorgung. Geht es aber darum, im Privaten Lifestyle-Moden zu folgen, sich in sozialen Netzwerken auszutauschen und sehr persönliche Informationen über sich selbst zu posten, scheint die Datenschutz kaum mehr eine Rolle zu spielen. Facebook, Twitter, Instagram oder auch Ihre Schrittzähler-App sind ja keine abgeschlossenen Räume, in denen nur Sie und Ihre Freunde unterwegs sind. Auch Versicherungen, Ärzte und Arbeitgeber können sich über Facebook & Co. über Sie informieren. Und wo werden Ihre Daten gespeichert, die Sie mit allerlei Apps und sozialen Medien sammeln, speichern und teilweise posten? In aller Regel nicht auf einem Server, der in Deutschland steht oder gar mit einer eigenen verschlüsselten und somit sicheren Infrastruktur arbeitet. Die Server der großen Anbieter stehen meist in den USA, wo weitaus weniger restriktive Datenschutzgesetze gelten als bei uns.

Seit mehr als zehn Jahren basteln wir mit der elektronischen Gesundheitskarte an einer Lösung der schwierigen Aufgabe, durch das zusammenführende Speichern und Auswerten von Patientendaten die medizinische Betreuung zu verbessern, Brüche in der Behandlung zu vermeiden und so Leid, Kosten und Zeit zu sparen. Durch die sorgfältige Auswertung von Patientendaten sollen die Diagnosen sicherer und die Heilungschancen größer werden, wobei stets Sie als Patient selbst bestimmen, wer Ihre Befunde liest und wer welche Diagnose stellen kann. Jemandem, der gesund ist, mag die Notwendigkeit einer solchen Lösung vielleicht nicht sofort einleuchten. In diesem Sinne ist Datenschutz nur was für Gesunde. Aber stellen Sie sich vor, Sie sind krank und durch ein umfassendes Bild Ihrer Vorgeschichte und Ihrer aktuellen Diagnosen kann Ihnen schneller, besser und nachhaltiger geholfen werden. Wie sehen Sie das dann?

Eine Situation, die leider viel zu oft vorkommt: Ein Fußgänger wird von einem Auto angefahren, ein Radfahrer kollidiert mit einer Straßenbahn, zwei Fahrzeuge knallen aufeinander. Das passiert Tausende Male in Deutschland, jede Woche. Rettungssanitäter und Notarzt sind in der Regel schnell vor Ort und leisten Erste Hilfe. Sie wissen aber erst einmal nichts über die Unfallopfer, über Medikamente, die sie nehmen, über Unverträglichkeiten, Allergien oder sonstiges. Nicht mal Ihre Blutgruppe kennt der Notarzt, falls schnell eine Bluttransfusion nötig ist. Dabei entscheiden diese ersten Sekunden und Minuten nach einem Unfall oft über die Chancen der weiteren Behandlung und Genesung. Die Ärzte im Einsatz können immer nur so gut sein, wie die Informationen, die sie über den Patienten und seinen Zustand haben. Wenn die sogenannten Notfalldaten, also Blutgruppe, Unverträglichkeiten und so weiter, schnell zur Hand wären, könnten die Opfer noch besser versorgt und das Risiko weiterer Komplikationen minimiert werden. Der Arzt müsste diese frei zugänglichen Informationen des Unfallopfers aus seiner elektronischen Gesundheitskarte auslesen können. Zukunftsmusik? Nein, rein technisch ist das heute schon möglich.

Oder stellen Sie sich jemanden vor, der an einer chronischen Krankheit leidet. In Deutschland werden heute Schätzungen zufolge etwa sechs Millionen Menschen mit Typ 2 Diabetes behandelt, Tendenz steigend. Noch beunruhigender ist die Zahl bei der zweiten großen Volkskrankheit: Über 20 Millionen Menschen in Deutschland leiden an einer an rheumatischen Erkrankung. Heute müssen sie regelmäßig zum Arzt gehen, um ihren Blutzuckerspiegel zu messen, damit sie ihre Medikamente erneut verschrieben bekommen. Das sind keine großen Sachen und in den meisten Fällen dauert ein solcher Termin wenige Minuten. Wenn dieser Patient aber zum Beispiel auf dem Land wohnt und für diesen Termin in die Stadt fahren muss, ist das jedes Mal mit unnötigem Aufwand verbunden: die Hin- und Rückfahrt, das Sitzen im Wartezimmer, das sich wegen eines vielleicht gerade dringenden Notfalls verlängert... Würden nicht alle davon profitieren, wenn diese regelmäßigen Kontrolltermine in der Arztpraxis wegfallen könnten? Das Leben des Patienten wäre einfacher, weil er keine zeitaufwendigen regelmäßigen Arztbesuche mehr einplanen muss, und der Arzt hätte in der Praxis deutlich mehr Zeit für diejenigen, die seine Hilfe dringender benötigen. Auch dieses Szenario ist keine Zukunftsmusik mehr. Über Ihr Smartphone können Sie heute Ihren Puls messen, über Apps und entsprechende Endgeräte Ihren Blutzucker messen. Wäre es nicht eine unglaubliche Erleichterung, wenn Ihr Arzt sich nur dann bei Ihnen meldet, wenn etwas nicht in Ordnung ist, und Ihnen ansonsten das Rezept für das Medikament einfach weiter ausstellt? Oder das Medikament Ihnen sogar nach Hause geliefert wird, sobald Sie ein neues brauchen? Wir glauben ja.

Kennen Sie das? Sie sind bei einem Facharzt oder in einem Krankenhaus und werden nach Ihren Vorerkrankungen gefragt, nach Ihren Unverträglichkeiten, nach den Medikamenten, die Sie einnehmen, nach Ihrem Impfstatus, nach eventuell vorhandenen Röntgenbildern, nach Operationen, die schon einmal bei Ihnen durchgeführt wurden. Sie haben alles im Kopf? Herzlichen Glückwunsch, dann haben Sie ein großartiges Gedächtnis. Für die meisten von uns wäre es aber einfacher, wenn diese Informationen für den Arzt, dem wir gegenübersitzen, ganz einfach abrufbar wären – zum Beispiel über eine digitale Patientenakte, die über die Gesundheitskarte nur mit Ihrem Einverständnis abrufbar wäre.

Höhere Lebenserwartung erfordert eine andere Gesundheitsversorgung

Wir Deutschen werden immer älter. Wussten Sie, dass jeden Tag die Lebenserwartung um durchschnittlich knappe sechs Stunden steigt? Jedes Mal, wenn Sie sich abends ins Bett legen, verlängert sich Ihr Leben statistisch um weitere sechs Stunden. Wahnsinn, oder? Das ist eine in der Menschheitsgeschichte einmalige Entwicklung. Schon seit Jahrhunderten träumen wir von einem längeren, wenn nicht sogar ewigen Leben. Die griechische Mythologie, die Suche nach dem sagenumwobenen Jungbrunnen im Mittelalter, ganze Bücher und Filme beschäftigen sich mit dieser Sehnsucht. Und wir nun erleben zu unseren Lebzeiten, wie dieser Traum schrittweise wahr wird: Heute geborene Mädchen werden im Schnitt 83 Jahre alt, wer 1950 geboren wurde, hatte nur 68 Lebensjahre zu erwarten. Eine unglaubliche Steigerung. Wie gesegnet sind wir im Vergleich zu unseren Vorfahren! Zumal die allermeisten einen großen Teil dieser neuen, geschenkten Lebensjahre bei guter Gesundheit erleben dürfen.

Das ist großartig und hat sehr viel mit den Möglichkeiten der modernen Medizin zu tun. Neue Medikamente, Verfahren und Diagnosemöglichkeiten machen bei der Behandlung schwerstwiegender Erkrankungen heute möglich, was noch vor wenigen Jahren undenkbar schien. Waren es über Jahrhunderte vor allem akute Erkrankungen und Infektionen, an denen die meisten Menschen starben, sind es heute vor allem die chronischen Zivilisationskrankheiten moderner Gesellschaften. Während sich einerseits der allgemeine Gesundheitszustand der Bevölkerung immer weiter verbessert, nehmen die Verbreitung von Krebs, Diabetes, Übergewichtigkeit oder Bluthochdruck drastisch zu. Ein immer besseres Verständnis der menschlichen Biologie, des Wesens chronischer Erkrankungen sowie technische und medizinische Innovationen sind die Grundlage für die kontinuierliche Verbesserung der Behandlung und Versorgung der Kranken. Das alles ist nicht zum Nulltarif zu haben: Mit dem medizinisch-technischen Fortschritt steigen die Kosten, jedes neue innovative Medikament führt mit den besseren Heilungschancen auch erst einmal zu zusätzlichen Ausgaben. So ist in Deutschland, dem nach Japan zweitältesten Land der Welt, nicht die Alterung der Bevölkerung in erster Linie der große Kostentreiber, sondern es sind vor allem die Ausgaben, die sich infolge des medizinischen Fortschritts ergeben. Das merken wir dann ganz konkret auf der Lohnabrechnung am Ende des Monats, wo die Beiträge zur Krankenversicherung stetig steigen. Mit der zunehmenden Lebenserwartung, dem medizinischen Fortschritt und dem wachsenden Bedürfnis der Menschen nach Gesundheits- und Wellness-Angeboten sind aber nicht nur die Kosten gestiegen. Die Gesundheitsbranche ist eine Wachstumsbranche, hier werden Milliarden umgesetzt und in den letzten Jahren sind Hunderttausende neue Arbeitsplätze entstanden.

Die Herausforderungen für das Gesundheitswesen sind mehr als deutlich: Ältere Menschen sind im Schnitt weniger fit als jüngere, sie brauchen mehr Unterstützung und gehen häufiger zum Arzt. Der daraus entstehende Druck auf Personal, Abläufe und Kosten wird noch deutlich zunehmen. Das Ziel ist mehr Effizienz: mehr Gesundheit fürs gleiche Geld. Diese scheinbare Quadratur des Kreises kann nur gelingen, wenn wir konsequent eine neue Größe in die Welt des Gesundheitswesens einführen und sie mutig nutzen: Daten, Daten, Daten. Lassen Sie uns das an einem Beispiel anschaulich machen:

53 Prozent der Deutschen nehmen regelmäßig mindestens zwei Medikamente ein, fast jeder zehnte mehr als fünf. Diese Medikamente müssen aufeinander abgestimmt sein, die »Einstellung« nimmt beim einzelnen Patienten einige Zeit in Anspruch. Nicht nur die individuellen Voraussetzungen des Patienten sind hierbei zu beachten, sondern auch die Wechselwirkungen der Medikamente untereinander. Dieses sorgsam hergestellte Gleichgewicht kann beim einzelnen Patienten durch kleine Ereignisse ganz schnell auch wieder durcheinander kommen. Manchmal reicht schon eine Schmerztablette oder ein Antibiotikum bei Erkältungen, von weiteren Medikamenten – beispielsweise in Notfällen, bei einem Herzinfarkt, einem Unfall oder einer notwendigen Operation – ganz zu schweigen. Wer hat im Fall des Falles schon die Namen sämtlicher Tabletten im Kopf, die er jeden Tag zu sich nimmt? Viele wissen gar nicht, welche ihrer Pillen genau gegen was hilft. Jährlich sterben in Deutschland mehr Menschen an falsch aufeinander abgestimmten Medikamenten als im Straßenverkehr. Eine traurige Zahl, von denen wir viele vermeiden

könnten, wenn die behandelnden Ärzte und Apotheker wüssten, wie und auf welche Medikamente Sie als Patient »eingestellt« sind. Dann können Ihnen die, die sich als Fachleute um Ihre Gesundheit kümmern, auch pro-aktiv raten, welches Medikament Sie etwa für die Dauer der Erkältung absetzen sollten oder ob Sie zum Ausgleich noch ein weiteres Medikament benötigen. Das entlastet Sie als Patient, der Sie die Situation wahrscheinlich gar nicht vollständig beurteilen können, und minimiert das Behandlungsrisiko. Zukunftsmusik? Nein, sicher nicht. Wenn Ihr Medikationsplan digital verfügbar ist, in dem mit Ihrer Zustimmung festgehalten wird, welche Medikamente Sie wann und wie oft nehmen müssen und welches Behandlungsziel damit verfolgt wird, dann können diese Entscheidungen blitzschnell auf einer viel besseren Basis getroffen werden.

Was wir hier beschreiben, gilt ganz grundsätzlich für alle Bereiche des Gesundheitswesens. Und es geht noch weiter: Unter dem Stichwort »personalisierte Medizin« ist eine Therapie das Ziel, die ganz individuell auf Sie, auf Ihre genetische Veranlagung und Ihr individuelles Krankheitsbild zugeschnitten ist. Vielleicht erleben wir bald das Ende der Arzneimittel, wie wir sie heute kennen. Denn heute sind Arzneimittel eher nach dem Motto »one size fits all« – eine »Größe« für alle. Stellen Sie sich vor, Sie gehen in eine Apotheke und kaufen dort nicht einfach nur ein Schmerzmittel, sondern ein bestimmtes Medikament, das Ihnen persönlich mit Ihren körperlichen und genetischen Voraussetzungen gegen Ihre Schmerzen am besten hilft. Mit Millionen von Datensätzen anderer Patienten wurde zudem zuvor abgeglichen, ob es ähnliche Fälle wie den Ihren gab, welche Therapie dort am erfolgreichsten war oder welche Nebenwirkungen es gab, und dann würde extra für Sie ein Medikament zusammengestellt, dessen konkrete Wirkstoff-Zusammenstellung einmalig ist. Einmalig, weil es zielgerichtet Ihnen und Ihrem Zustand hilft, Nebenwirkungen möglichst ausschließt und das Wirkpotenzial maximiert.

Geht nicht? Doch, geht! Voraussetzung dafür sind allerdings Daten. Möglichst viele und möglichst genaue Daten. Zum einen so viele Informationen wie möglich über Sie, Ihre Gene, Ihre Werte und Ihren körperlichen Zustand. Zum anderen Tausende, noch besser Millionen von in Werten und Daten gegossene Erfahrungen und Erkenntnisse von anderen Patienten mit einem gleichen oder ähnlichen Krankheitsbild. Diese werden dann per Computer miteinander abgeglichen und die Ergebnisse und Empfehlungen, die Ihnen Ihr Arzt geben kann, damit immer besser und treffsicherer. Wir fänden es übrigens ziemlich unfair, wenn weltweit zwar andere Menschen ihre Daten – natürlich anonymisiert und pseudonomisiert – für solche Vergleiche zur Verfügung stellen würden, wir Deutschen allerdings nicht. Und trotzdem davon profitierten. Sehen Sie es so: Dadurch, dass Sie Ihre anonymisierten Behandlungsdaten für eine solche Nutzung freigeben, helfen Sie anderen Menschen irgendwo auf der Welt, schneller wieder gesund zu werden. Genauso wie fremde Menschen umgekehrt Ihnen helfen.

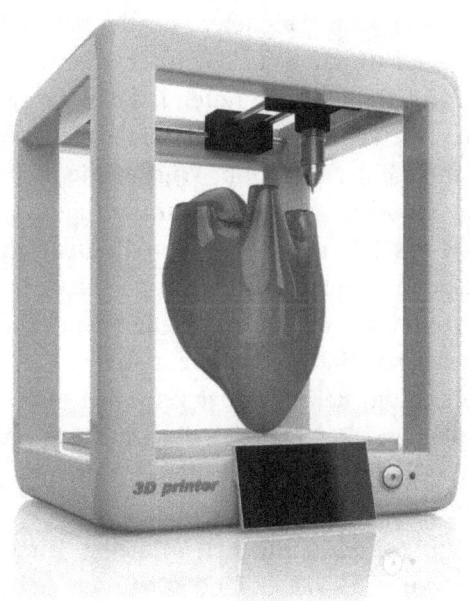

Schon heute können Körperteile wie etwa Ohren aus eigenem Gewebe hergestellt werden. In naher Zukunft kommen sogar Organe wie Herz oder Niere aus dem 3-D-Drucker. Eine große Erleichterung für alle, die auf ein Spenderorgan warten.

In einigen Jahren wird es möglich sein, mit 3-D-Druckern Organe oder ganze Körperteile aus den körpereigenen Geweben und Zellen nachzubauen. Wer die leider deutlich unterdurchschnittliche Organspendebereitschaft der Deutschen kennt, weiß, welch großer Segen eine solche künstliche Herstellung von Organen für alle ist, die verzweifelt auf ein Spenderorgan warten. Allein bei uns in Deutschland stehen 12.000 Menschen auf der Warteliste für ein Spenderorgan, alle acht Stunden stirbt ein

Patient, weil sich kein geeigneter Spender hat finden lassen. Wenn sich durch neue technische Entwicklungen auch nur eines dieser Leben retten ließe, wäre das großartig. Stellen Sie sich vor, Sie oder ein naher Verwandter wären in so einer Situation. Würden Sie nicht sofort Ihre Daten Forschungszwecken zur Verfügung stellen? Ziemlich erfolgreich macht das schon die Deutsche Knochenmarkspenderdatei. Tausende von Menschen lassen sich registrieren, ob sie als potentielle Spender in Frage kämen. Diese Datenbank rettet Menschenleben. Noch zu oft kann allerdings kein Spender gefunden werden, weil trotzdem niemand Passendes in der Datei ist. Was wäre, wenn die Daten desjenigen, der eine Knochenmarkspende braucht, automatisch mit allen Patienten abgeglichen werden könnten? Es fände sich schneller jemand, der passt, da sind wir uns sicher. Und es würden mehr Leben gerettet. Die Millionen, die die Werbekampagnen kosten, könnten anderweitig sinnvoller eingesetzt werden. Natürlich sind hier einige wichtige Fragen zu klären: Wie weit werden potenzielle Spender unter Druck gesetzt, zu spenden? Wenn ich als Spender infrage komme, aber aus persönlichen Gründen nicht spenden will, muss das natürlich akzeptiert werden. Und wie gehe ich dann mit der Verantwortung um, einem anderen Menschen nicht geholfen zu haben? Diese Fragen müssen wir gesellschaftlich breit diskutieren, das stimmt. Aber wir sind uns auch ziemlich sicher, dass diese Fragen für die meisten Menschen in dem Moment keine Rolle mehr spielen, in dem sie selbst Hilfe benötigen. Für unser Leben würden wir vieles – wenn nicht alles – geben.

Datenschutz ist was für Gesunde. In diesem einfachen, provokanten Satz steckt viel Wahrheit. Denn wer gesund ist, macht sich selten viele Gedanken darüber, was ist, wenn es doch anders kommt und man Hilfe benötigt. Das ist auch richtig so. Aber wer krank, womöglich schwerkrank ist, wird sich schnell die Frage stellen, ob übergroßes Misstrauen und die typisch deutsche Datenhysterie nicht auch greifbare Chancen auf eine bessere Behandlung verhindert hat. Die Möglichkeiten, die eine kluge Datenanalyse in der Medizin bietet, liegen auf der Hand. Davon profitieren in erster Linie eben nicht Krankenkassen, Ärzte oder Apotheker, sondern wir, die Patienten. Und von uns vor allem diejenigen, für die sonst womöglich keine oder nur eine kleine Möglichkeit besteht, gut behandelt oder geheilt zu werden. Wir wünschen niemandem, jemals in so eine Situation zu kommen. Aber die Erhebung und Auswertung großer Datenmengen in der Medizin hilft mit den daraus gewonnenen Erkenntnissen eben auch Ihnen und uns, gesund zu bleiben oder es wieder zu werden. Etwa indem Risikofaktoren besser und früher erkannt werden und frühzeitig gegengesteuert werden kann. Wir sehen hier deutlich mehr die Möglichkeiten und Chancen und nicht nur die Risiken. Vielleicht denken wir hier aus Ihrer Sicht zu amerikanisch. Aber: Anders als bei Apple, Facebook & Co. sind Ihre Daten bei einem System wie der elektronischen Gesundheitskarte deutlich sicherer und auf deutschen Servern. Die deutschen und europäischen Datenschutzgesetze sind weitaus strenger als die in Übersee. Und insbesondere bei der elektronischen Gesundheitskarte bleiben Sie

Herr über Ihre Daten. Das sind aus unserer Sicht Gründe genug, das Misstrauen zu überwinden und uns auf eine neue Gesundheits-Zeit einzulassen. Denn digital macht gesund.

Der selbstbewusste Patient

Wir alle wollen gut leben. Dazu gehören vielleicht ein schönes Haus, ein guter Job, eine liebevolle Partnerschaft, gutes Essen, ausreichend Geld. Die Liste ließe sich unendlich fortsetzen. Ganz sicher gehört dazu: körperliche und seelische Gesundheit. Diese Erkenntnis ist nicht neu. Neu ist, dass wir als Patienten uns immer mehr für unsere Gesundheit und unsere Krankheiten interessieren. Viele Patienten folgen nicht einfach nur dem, was der Arzt ihnen verschreibt, oftmals in Abkürzungen und Fachausdrücken. Sie wollen wissen und verstehen, was da gerade passiert, warum welche Behandlung wie erfolgt und ob das auch wirklich das Richtige für sie ist.

Verstehen Sie einen Arztbrief? Den Arztbrief erhalten Sie zum Beispiel, wenn Sie von einem Hals-Nasen-Ohren-Arzt untersucht wurden, aber auch bei der Entlassung nach einer Krankenhausbehandlung. Er ist meist für Ihren Hausarzt bestimmt und enthält hauptsächlich den Befund, also das Ergebnis der Untersuchung oder Behandlung und möglicherweise auch Empfehlungen für die Folgetherapie. Und mal ehrlich: Man muss oftmals Medizin studiert haben, um die Abkürzungen und lateinischen Begriffe oder – noch besser – die abgekürzten lateinischen Begriffe zu verstehen. Medizin war bisher eine Art Geheimcode, den nur Eingeweihte verstehen konnten. Das funktioniert in einer Welt der souveränen selbstbewussten Patienten so nicht mehr.

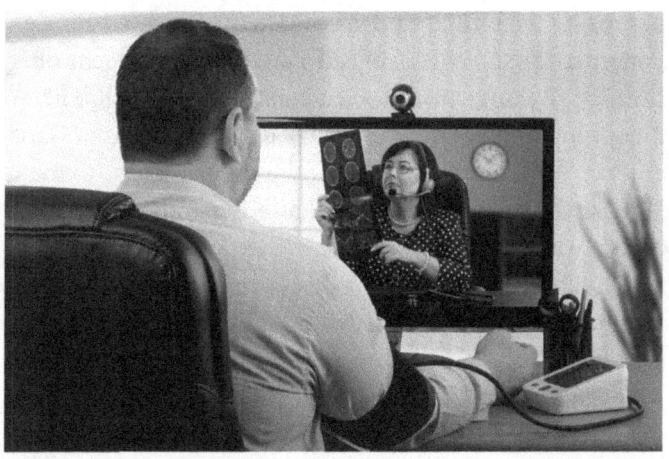

Bei Standarduntersuchungen wird der Gang in die Praxis überflüssig: Mithilfe von enstprechenden Geräten und unter Anleitung eines Arztes messen Sie etwa Ihren Blutdruck selbst. Der Arzt stellt die Diagnose sofort per Videostream.

Die »Entmystifizierung« der Medizin kam mit dem Internet. In wenigen Klicks können Sie heute Ihren Arztbrief übersetzen, sich komplexe medizinische Zusammenhänge erklären lassen. Und auch wenn online Vorsicht geboten ist, da es ohne Zweifel auch viele Halb- und Unwahrheiten gibt, lässt sich doch der generelle Trend nicht aufhalten – immer mehr Menschen nutzen die Möglichkeit, sich über Krankheiten, Behandlungsmöglichkeiten,

Vorsorge und Nebenwirkungen im Internet zu informieren. Insbesondere für chronisch Kranke und ihre Angehörigen ist das eine große Erleichterung. Gesundheits-Apps und Internetportale haben die Medizin somit unwiderruflich verändert – sie ermöglichen mehr Transparenz, Souveränität und damit Unabhängigkeit für den Patienten. Heute wissen Sie als Patient oftmals mehr über Ihre Erkrankungen und die damit verbundenen Therapieoptionen als manch ein Arzt der alten Schule. Ganz einfach, weil Sie sich online breit informieren können. Wie ist so was möglich? Wie kann jemand, der intensiv und gewissenhaft im Internet recherchiert, mehr wissen als jemand, der mehr als zehn Jahre ein medizinisches Studium durchlaufen hat? Nun, niemand kann alles wissen und selbst das beste Studium ist nicht in der Lage, die Mengen an Informationen und Daten zu vermitteln und dauerhaft abrufbar im Hirn zu verankern, die im Internet verfügbar sind, wenn es um die Auswertung von »Big Data«, von unzähligen Datensätzen, Studien, Krankheits- und Therapieverläufen geht.

Für viele Ärzte ist diese neue Situation natürlich unbequem – sie müssen sich zunehmend fragen und hinterfragen lassen, und davon sind nicht alle begeistert. Das ist verständlich. Aber wahr ist auch: Es gibt kein Zurück mehr. Der Arzt der Zukunft wird viel mehr Partner seiner Patienten sein und viel weniger »Halbgott in Weiß«.

Aber nicht nur für die Ärzte ist es anstrengender. Auch Patienten und selbst Gesunde erwarten für sich und von sich mehr beim Management der eigenen Gesundheit. Denn mehr Wissen und mehr Information bedeutet auch mehr eigene Verantwortung. Und das Interesse, die eigene Gesundheit oder Krankheit aktiv zu managen, steigt. So wird Gesundheit auch zum Konsumgut und Lifestyle-Produkt. Dabei spielen Daten die zentrale Rolle.

Die digitale Welt des Gesundheitswesens

Die Digitalisierung hat endlich auch unser Gesundheitswesen erreicht. Und die Experten sind sich einig, dass die Informationstechnologie die Gesundheitsversorgung genauso verändern wird, wie es das Smartphone mit unserer Alltagskommunikation getan hat. Noch steht das Gesundheitswesen in Sachen Digitalisierung ganz am Anfang. In etwa dort, wo wir standen, als wir vor zwanzig Jahren unser erstes Mobiltelefon in der Hand hielten. Damals dachten wir, dass wir nun ein Gerät hätten, dessen wichtigste Anwendung das Telefonieren ohne feste Leitung wäre. Heute macht das mobile Telefonieren – gemessen am Datenvolumen – nur noch einen Bruchteil der Gesamtnutzung aus. Stattdessen erleben wir die gesamte Welt des Internets – gesteuert über das Betriebssystem unseres Smartphones und unterstützt durch unzählige Apps.

Die Geschwindigkeit, mit der digitale Anwendungen entwickelt werden und sich auf dem Markt durchsetzen, ist auch in der Medizin enorm gestiegen. Umso interessanter ist es, einen Blick auf die aktuellen Möglichkeiten und zukünftigen Chancen dieser neuen Art der Medizin zu werfen.

Kernspin und CT – die Datenproduktion beginnt

Am Anfang der digitalen Revolution unserer Gesundheitsversorgung stand die Telemedizin. Pioniere waren die Radiologen, die nicht mehr nur die Röntgenbilder aus der eigenen Praxis begutachteten, sondern auch solche, die via Datenleitung aus Krankenhäusern, die keinen eigenen Röntgenarzt mehr hatten, übermittelt wurden. Da die Computer- und Kernspintomografen bereits digitale Bilder lieferten, war der erste Schritt – die Digitalisierung der Informationen – getan und so bestand die größte Herausforderung darin, die ungeheuer großen Datenmengen über die althergebrachten Telefonleitungen zu verschicken. Der Versand der Bilderserien einer Computertomografie, die leicht die Datenmenge von 50.000 Schreibmaschinenseiten erreichen konnte, dauerte am Anfang der Telemedizin mancherorts mehr als eine Stunde – wenn die Sendung »glatt durchging«. Sie haben vielleicht früher selbst die Erfahrung gemacht, wie lange es dauerte, wenn Sie zum Beispiel von Ihrem Computer aus per Modem eine qualitativ gute Bilddatei verschicken wollten. War dieses langwierige Vorgehen daher anfangs eher als Notlösung für Krankenhäuser ohne Radiologen konzipiert worden, entwickelte es sich dennoch schnell weiter und so wurden nun auch radiologische Zweit- und Expertenmeinungen bei speziellen Fragestellungen via »Teleradiologie« eingeholt. Heute gibt es große Krankenhäuser ebenso wie radiologische Großpraxen, die solche teleradiologische Services anbieten.

In einer zweiten Welle der Telemedizin ging es dann um die Arztbriefe, die nach der Entlassung des Patienten schnellstmöglich den Hausarzt erreichen sollten. Statt diese in einem frankierten Briefumschlag zu versenden, überlegte man, diese per E-Mail auf den Weg zu bringen. Meist machte der Datenschutz diesen Konzepten den Garaus, denn nur selten gab es gesicherte E-Mailverbindungen oder digitale Signaturen, die einen legalen Versand möglich gemacht hätten. Hinzu kommt noch, dass der Arztbrief in aller Regel an den einweisenden Arzt geschickt wird, der aber häufig ein Facharzt ist und nicht der Hausarzt, der Sie als Patienten am besten kennt. So wird – wie eingangs schon erwähnt – für Sie selbst noch eine Kopie des Arztbriefes angefertigt, den Sie dann wiederum Ihrem Hausarzt vorlegen, um mit ihm das weitere Vorgehen zu besprechen.

Um diese komplizierten Vorgänge mit den Möglichkeiten der Informationstechnologie unter Berücksichtigung der Datenschutzbestimmungen zu vereinfachen, wurde das Konzept der elektronischen Fallakte ersonnen. Einfach gesagt, wurden die Arztbriefe – aber auch Laborbefunde, Röntgenbilder usw. – auf einen gesicherten Server geladen und standen von dort aus für den Download durch autorisierte Adressaten zur Verfügung. So konnten sowohl die behandelnden Ärzte als auch das entlassende Krankenhaus die den Patienten betreffenden Informationen weitergeben und erhalten.

Diese Idee war grundsätzlich gut, doch von der Handhabung eher sperrig. Und man lernte dabei sehr schnell, dass die Digitalisierung kein Allheilmittel für schlecht organisierte Krankenhäuser war. Denn auch wenn es nun einfach war, einen Arztbrief quasi in Echtzeit von A nach B zu transportieren, musste dieser doch zuvor geschrieben werden. Und genau das dauerte in vielen Krankenhäusern nach wie vor viele Wochen. Man könnte sagen, die Herstellung der »Produkte« erfolgte weiterhin quasi analog und nur der Vertriebsweg war digitalisiert worden. Letztendlich waren es dieselben Röntgenbilder, Laborbefunde und Arztbriefe, doch statt der gelben Post sorgten nun die Kupferkabel für den Transport. Außerdem kam der Patient in der Kommunikation selbst nicht vor. In der Telemedizin wurde über, aber nicht *mit* dem Patienten gesprochen – ein Umstand, der aus heutiger Sicht wohl den größten Unterschied zu den nun zeitgemäßen Formen des Einsatzes digitaler Technologie ausmacht.

Insgesamt war die Telemedizin eine erste und notwendige Entwicklungsstufe. Durch sie wurde die Medizin ein Stück besser und manch ein Menschenleben konnte gerettet werden, weil ein kompetenter Radiologe schnell via Datenleitung in die Behandlung eingebunden werden konnte. Heute hören wir den Begriff der »Telemedizin«

immer seltener. Das mag daran liegen, dass die Assoziation zum Telefon mit Wählscheibe doch sehr nahe liegt – einem Gerät, das die Jüngeren von uns nur noch aus Erzählungen und alten Filmen kennen werden.

Das EKG zu Hause – Daten helfen, mit der Krankheit zu leben

Nachdem man bei der Telemedizin die digitale Gesundheitsversorgung gewissermaßen ohne direkte Patientenbeteiligung geübt hatte, wagte man sich an die nächste Evolutionsstufe heran. So ganz konnte man sich wohl dabei nicht von der alten Sprache lösen und so bezeichnete man dies nun als »Telemonitoring«. Auf Wikipedia können Sie nachlesen, dass es sich hier um einen »noch jungen Teilaspekt der Telemedizin« handelt. Auch diese Einordnung in den Zeitstrahl der digitalen Innovationen zeigt die Unsicherheit unseres Gesundheitswesens im Umgang mit der Welt der Informationstechnologie. Für Experten in der digitalen Welt der Gesundheit hört sich dies in etwa so an, als ob das Tastentelefon als Nachfolger des Telefons mit einer Wählscheibe nun ein »junger Aspekt der Telekommunikation« sei.

Unter Telemonitoring versteht man in Expertenkreisen die »Fernuntersuchung, -diagnose und -überwachung des Patienten von seinem behandelnden Arzt«. Ziel des Telemonitorings war es, es dem Patienten trotz seiner Erkrankung zu ermöglichen, ein möglich weitgehend normales Leben zu führen. Medizinhistorisch betrachtet war dies der Zeitpunkt, in dem sich das Gesundheitswesen erstmalig an den Alltag eines Patienten heranwagte.

Das beste Beispiel für das Telemonitoring ist zweifellos die Behandlung von Patienten mit einer Herzinsuffizienz. Wenn Sie von dieser Erkrankung betroffen sind, ist Ihr Herz – oft bedingt durch eine jahrelange Mangeldurchblutung des Herzmuskels, einen Herzinfarkt oder eine Herzmuskelentzündung – nicht mehr in der Lage, die lebenswichtige Pumpfunktion in ausreichendem Maß zu erfüllen. Zum Glück gibt es wirksame herzstärkende Medikamente. Diese ermöglichen es den meisten Patienten, aus dem Krankenhaus entlassen zu werden und in den eigenen vier Wänden ein, wenn auch eingeschränktes, so doch lebenswertes Leben zu führen. Es kommt allerdings zu Rückfällen und nicht selten werden diese Patienten dann als Notfall wieder ins Krankenhaus eingeliefert. Analysiert man im Nachhinein die Tage vor der notfallmäßigen Einlieferung, so stellt man regelmäßig fest, dass sich die Verschlimmerung des Krankheitszustands langsam, aber sicher angekündigt hat. Veränderungen von Blutdruck, Herzfrequenz und ein schneller Anstieg des Körpergewichts durch übermäßige Wassereinlagerungen gehen dem eigentlichen Rückfallgeschehen praktisch immer voraus. Wenn es also gelingen würde, so lautete die Hypothese der Pioniere des Telemonitorings, diese Symptome in der häuslichen Umgebung zu erfassen und ärztlich bewerten zu lassen, könnte man rechtzeitig eingreifen und es gar nicht erst zu einer Notfallsituation kommen lassen.

So entstanden Telemonitoring-Programme, bei denen die Patienten zu Hause mit einem Blutdruckmessgerät, einem einfachen EKG-Gerät und einer Waage ausgestattet wurden. Alle diese Geräte waren über die Telefonleitung mit einem sogenannten Telemonitoring-Zentrum verbunden. Patienten mit Herzinsuffizienz übertrugen so täglich Puls, Blutdruck und Gewicht; Ärzte begutachteten die gemessenen Werte und konnten so rechtzeitig Hinweise für eine Anpassung der Therapie geben und im Notfall direkt einen Rettungswagen benachrichtigen.

Diese neue technische Entwicklung weckte viele Hoffnungen und das analoge Gesundheitswesen geriet mächtig in Bewegung. Krankenkassen schufen Modellvorhaben und integrierte Versorgungskonzepte. Programme für Gesundheitserziehung und Patientencoaching wurden aus der Taufe gehoben. Gleichzeitig wurden neue Anwendungen des Telemonitorings für die Behandlung von Diabetikern, Patienten mit Parkinson oder Bluthochdruck entwickelt. Die Berliner Charité stellte sich an die Spitze der Bewegung und das Herz- und Diabeteszentrum in Bad Oeynhausen eröffnete mit dem Institut für angewandte Telemedizin Deutschlands erste Krankenhausabteilung ohne Betten, dafür aber mit einer Hightech-Ausstattung, die sogar die Rehabilitation von Patienten nach einer Herzoperation ermöglichte.

Auch die deutsche Industrie wurde aktiv. Die Firma Bosch kaufte im Silicon Valley eine Firma mit dem Namen Health Hero. Diese stellte einen kleinen Kasten her, der als Schaltzentrale nun nicht mehr nur für Herzpatienten, sondern auch für Patienten mit Diabetes und

Lungenerkrankungen die Verbindung zum nächstgelegenen Telemonitoring-Zentrum sicherstellte. Man nannte den Kasten zärtlich »Health-Buddy« (was so viel heißt wie »Gesundheitskumpel«) und in den USA nutzten bis zu 40.000 Patienten so täglich das Telemonitoring. Die Euphorie war groß, hier den Stein der Weisen bei der Behandlung von Patienten mit chronischen Erkrankungen gefunden zu haben.

Die wissenschaftliche Auswertung sorgte dann zwar für einen Dämpfer, als klar wurde, dass doch bei Weitem nicht so viele Patienten von der Technik profitierten, wie man gehofft hatte. Trotzdem wurden mit dieser Technik – der »zweiten Evolutionsstufe der digitalen Medizin« – Krankenhauseinweisungen verhindert und Menschenleben gerettet. Rückblickend wird dies alles einmal so wirken wie die Zeit, als man Medikamente noch in der Apotheke als Pulver und Tinkturen herstellte und die individualisierte Medizin des 21. Jahrhunderts, die heute maßgeschneiderte Therapien auf der Basis des entschlüsselten Genoms liefert, weit jenseits des Vorstellbaren lag.

Die Medizin kommt über das Internet

Irgendwann erreichte ein neuer Fachausdruck unser Gesundheitswesen: die »Internetmedizin«. Die Verbreitung des Begriffs nahm langsam, aber stetig zu und bald wurde jeder, der noch von der Telemedizin sprach, angeschaut wie ein Gestriger, der von seinem Nokia 64 oder seinem alten Commodore-Computer schwärmte. Das war natürlich ungerecht, hatte doch die Telemedizin mit unendlicher Kraftanstrengung versucht, die Medizin besser zu machen. Aber es war nicht wirklich gelungen, Patienten und Ärzte, Berufsverbände und die große Politik nachhaltig dafür zu begeistern. Das kam erst mit der Internetmedizin. Zunächst bei den Patienten, dann bei den Krankenkassen und schließlich bei den Ärzten. Die Politik schaute erst sprachlos zu, war schließlich aber auch überzeugt von den Möglichkeiten, die Gesundheitsversorgung neu zu denken und vor allem zu verbessern.

Um zu verstehen, was da ablief, lohnt sich ein Blick auf die Meilensteine der Internetmedizin.

Meilensteine der Internetmedizin

Meilenstein Nummer 1:
9. Januar 2007. An diesem Tag stellt Steve Jobs auf der Macworld Conference & Expo in San Francisco das erste iPhone vor und öffnet damit das Tor zu einer neuen Art der vernetzten Kommunikation. Ab sofort muss man nur kleine App-Icons berühren und schon ist man in der Welt des Internet genau da unterwegs, wo bislang nur die mühsam in den Browser eingetippte Adresse der gewünschten Webseite hingeführt hatte. Nun erreicht

man seinen Kunden viel einfacher, direkter und exklusiver. Die App wird zum neuen Vertriebswerkzeug für alles, was das Internet zu bieten hat. Gleichzeitig stellt Apple mit dem App-Store eine perfekte Plattform zur Verfügung, über die Entwickler auf der ganzen Welt ihre Apps anbieten können. Diese Kombination führt dazu, dass innerhalb der nächsten neun Monate eine Milliarde Apps heruntergeladen werden und bis heute der App-Store weit mehr als 100 Milliarden Downloads verzeichnet. Der Siegeszug der mobilen Kommunikation ist nicht mehr aufzuhalten. Auch nicht im Gesundheitswesen. Aus »Health Care« wird so schnell »Mobile Health« – die ersten Gesundheits-Apps zeigen sich im App-Store. Irgendwann steigt dann Apple selbst ein und bietet mit dem Apple Health Kit eine kostenlose elektronische Patientenakte und mit seinem Research Kit eine digitales Werkzeug für die klinische Forschung. Die Patienten sind begeistert von den Möglichkeiten, die ihr iPhone liefert. Zunächst werden nur Schritte und Kalorien gezählt, doch dann wird es ernst: Diabetiker managen ihre Erkrankung via iPhone, Schwangere lassen sich von ihrer App begleiten und schließlich gibt es die Videosprechstunde via Smartphone. Das mobile Internet macht es möglich. So wird das iPhone zum mobilen Leibarzt. Die Mayo Clinic beschließt, ihr Krankenhausinformationssystem mit Apples mobiler Krankenakte zu verbinden. Die Patienten können zukünftig über das Internet und mittels Apple Health Kit mit der Mayo Clinic kommunizieren. Der Effekt dieser Kooperation soll gigantisch sein – die Mayo Clinc plant ab 2020 mit jährlich 200 Millionen Patienten. Eine Steigerung um mehr als das Hundertfache. Damit wird ein Computerkonzern endgültig zum Player in der Gesundheitswirtschaft. 2015 kürt das Wirtschaftsmagazin Forbes Apple zum wichtigsten Gesundheitsunternehmen der Welt. In den USA und anderen Teilen der Welt wird mit atemberaubender Geschwindigkeit Fortschrittsgeschichte in der Medizin geschrieben; hierzulande ist die Entwicklung viel zögerlicher.

Meilenstein Nummer 2:

23. November 2012. Natürlich beginnen auch in Deutschland junge Unternehmer damit, die Gesundheitsversorgung per Internet auf den Weg zu bringen, und gründen die ersten Start-ups für die digitale Gesundheitswelt. Doch niemand kümmert sich um sie – sind es doch nicht etwa Ärzte oder erfahrene Medizintechniker, die das Internet auch ins deutsche Gesundheitswesen bringen, sondern Designer, Informatiker oder Kaufleute. Alle haben schlechte Erfahrungen mit der Nutzerfreundlichkeit des Gesundheitswesens gemacht und wollen nun mit digitalen Technologien etwas dagegen tun. Natürlich ignoriert nicht das gesamte Establishment des deutschen Gesundheitswesens die neue digitale Welt. Es gibt einige, die genug Fantasie haben, um sich vorzustellen, dass es noch andere Wege als den Arztbesuch und das Medizinlexikon gibt, Medizin zum Patienten zu bringen. Sie verschlafen allerdings trotzdem die digitale Wende. Denn sie warten auf etwas, das nicht kommt: die elektronische Vernetzung von Arztpraxen, Apotheken, Krankenhäu-

sern und Krankenkassen (das, was mit einem Fachbe-
griff auch »Telematikinfrastruktur« genannt wird). Doch
auch hier gibt es Ausnahmen. Wie zum Beispiel den Prä-
sidenten der Ärztekammer Schleswig-Holstein, der zum
ersten Standesvertreter wird, der die neue Welt der Medizin via Internet begrüßt. Oder die Gründungsmitglie-
der des Bundesverbands Internetmedizin, der sich am
23. November 2012 konstituiert und den immer zahl-
reicher werdenden digitalen Gesundheitsunternehmen,
die mittlerweile als »Digital Health Start-ups« bezeichnet werden, eine Heimat gibt. Mit Rat und Tat werden
nun die jungen Gründer mit den Eigenheiten des deutschen Gesundheitswesens vertraut gemacht. Und eben
dieses deutsche Gesundheitswesen beobachtet den Bun-
desverband Internetmedizin. Wider Erwarten allerdings
von Anfang an mit positiven Vorzeichen und bald ist der
Verband gern gesehener Experte in den Chefetagen der
deutschen Gesundheitswirtschaft und kann aus erster
Hand berichten, wie die Zukunft der Gesundheitsversorgung aussehen könnte. Nicht etwa als theoretisches
Zukunftsszenario, sondern ganz konkret an den Beispielen real existierender Produkte und Services seiner Mitglieder. Und so kommt es, dass neben den zahlreichen
Start-ups auch etablierte Unternehmen der Gesundheitswirtschaft und sogar Krankenkassen zu Mitgliedern
werden.

Meilenstein Nummer 3:
1. April 2014. An diesem Tag schreibt das deutsche Gesundheitswesen internationale Geschichte. Vollkommen

unerwartet, denn es geht um eine neue Art der Therapie, bei der Software und das Internet die zentrale Rolle spielen. Eine Kombination, bei der eine Vorreiterrolle Deutschlands bisher nicht auf der Hand gelegen hatte. Nun aber ist es so weit und die erste digitale Therapie, die nur nach ärztlicher Verordnung und nur über das Internet erhältlich ist und darüber hinaus von einer gesetzlichen Krankenkasse bezahlt wird, erblickt in Deutschland das Licht der digitalen Welt.

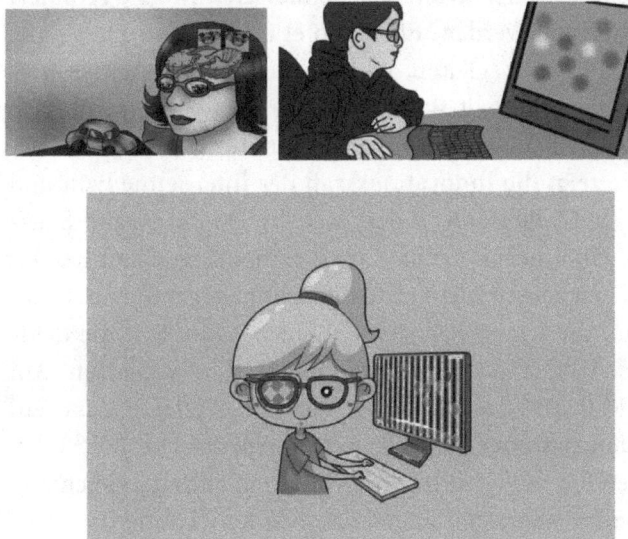

Mithilfe von speziell programmierten Mustern, die im Hintergrund über den Bildschirm laufen, wird bei kleinen Patienten die Sehbahn trainiert. Durch gezieltes Training kann so die Sehschwäche dauerhaft behoben werden. Schon heute bezahlen Krankenkassen diese anerkannte Therapie.

Die Protagonisten sind Caterna Vision, ein Start-up aus Dresden, die Barmer GEK und das OcuNet, ein Zusammenschluss von Augenärzten. Es geht um die Therapie der häufigsten Form der Sehbehinderung bei Kindern, der sogenannten kindlichen Amblyopie. Bislang scheitert die Behandlung bei jedem dritten Kind. Bei der neuen digitalen Therapie spielen die Kinder über drei Monate täglich 30 Minuten Computerspiele, während im Hintergrund speziell programmierte Muster zu sehen sind. Diese Muster gelangen über den Sehnerv ins Gehirn und stimulieren das Sehzentrum. So soll die Sehschwäche gelindert und geheilt werden. Eine App erlaubt es den Eltern, die Therapie zu begleiten, und die Augenärzte können perfekt die Mitarbeit ihrer kleinen Patienten kontrollieren. Diese weltweit erste App-auf-Rezept für eine digitale Therapie zeigt die Innovationskraft der Internetmedizin und gilt als Meilenstein in der Welt der Digital Health Startups. Die Internetmedizin wird erstmals regelhaft bezahlt und erscheint zudem gleichberechtigt gegenüber der Medizin, die wir bisher kennen. Doch dann lässt die deutsche Ärzteschaft eine noch größere Bombe platzen. Am 15. Mai 2015 beschließt der Deutsche Ärztetag, dass »auf evidenzbasierter Grundlage telemedizinische Methoden gegenüber konventionellen Verfahren auch als gleichwertig oder überlegen angesehen werden (können)«. Trotz der altmodischen Wortwahl ist es eine Sensation. Denn im Klartext bedeutet es, dass Internetmedizin die bessere Medizin sein kann. Damit ist die Akzeptanz der Internetmedizin in der deutschen Versorgungslandschaft unumstößlich – und von höchster Stelle autorisiert – verankert.

Internetmedizin: Was heute schon möglich ist

Wer heute in die deutsche Internetmedizin schaut, wird hochkarätig fündig. Das Start-up Patientus hat – erst mit der Techniker Krankenkasse und dann noch mit der AOK Nordost – die Videosprechstunde auf den Markt gebracht. Und so funktioniert es: Als Patient erhalten Sie von Ihrem Arzt bei der Terminvereinbarung eine TAN (Transaktionsnummer), wie Sie sie auch vom Online-Banking kennen. Zum verabredeten Termin bekommen Sie eine Einladungs-E-Mail, klicken auf den angegebenen Link und geben dann die TAN ein. Daraufhin landen Sie erst im virtuellen Wartezimmer und dann im virtuellen Sprechzimmer Ihres Arztes.

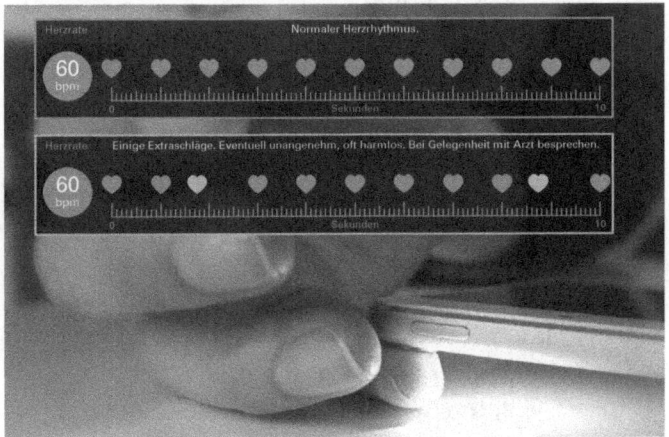

Mit dem Finger auf der Kamera Ihres Smartphones messen Sie Ihre Vitalwerte wie zum Beispiel den Herzrhythmus. Das Programm analysiert die Ergebnisse und gibt Handlungsempfehlungen. So kann zum Beispiel einem Schlaganfall vorgebeugt werden.

Die Sprechstunde läuft über Kamera, Bildschirm und Mikrofon. Röntgenbilder, Laborbefunde und weitere Daten können eingeblendet und direkt besprochen werden. Wie groß die deutsche Innovationskraft in Sachen Internetmedizin ist, zeigen weitere Beispiele:

- Die Firma Tinnitracks liefert eine digitale Therapie gegen Tinnitus, die ebenfalls von der Techniker Krankenkasse bezahlt wird.

- Der weltweit einzige Insulin-Pen, der die injizierte Insulinmenge direkt in ein cloudbasiertes Diabetes-Managementsystem überträgt, kommt vom Start-up Emperra aus Potsdam und wird ebenfalls von einigen Krankenkassen bezahlt.

- Der erste Drucksensor für den Augeninnendruck, der iPhone-kompatibel ist, hat mit Implandata deutsche Wurzeln: der Medizintechnikhersteller sitzt in Hannover.

- Das Gesundheitsportal von Preventicus aus Jena hilft, Probleme von Herz, Kreislauf und Psyche zu diagnostizieren, und klärt auf einer eigenen Plattform gleich über Lösungsmöglichkeiten auf. Wer Preventicus nutzen will, legt seinen Finger auf die Kamera seines Smartphones und einige Minuten später steht die Diagnose, z. B. einer Herzrhythmusstörung, fest.

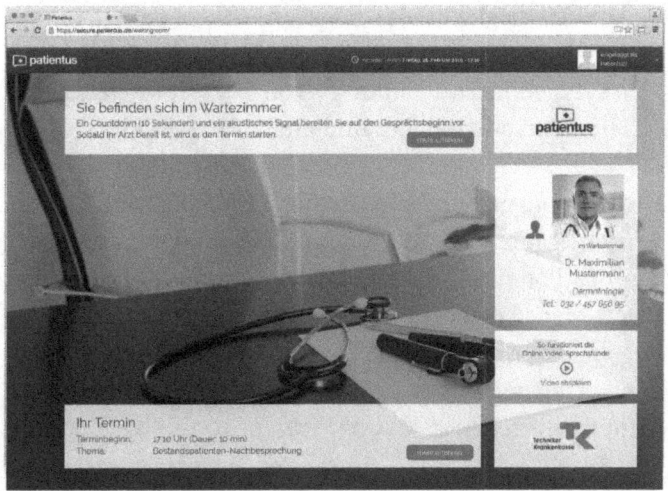

Keine Lust oder keine Zeit, wegen einer kleinen Beschwerde gleich zum Arzt zu gehen? Im virtuellen Sprechzimmer wird Ihnen auch so geholfen. Ganz bequem vom Bildschirm – zu Hause oder im Büro.

– Die App »Klara« beispielsweise bietet einfache Hilfe vom Hausarzt an. Patienten fotografieren Hautveränderungen oder etwa Leberflecken und schicken das Foto an den Arzt. Der empfiehlt daraufhin eine Behandlung oder stellt Rezepte aus.

– Mehr als interessant ist auch der »Health Companion« von OneLife, der Schwangere in Fragen der Gesundheit von Mutter und Kind begleitet und angetreten ist, Frühgeburten zu verhindern.

– Ähnlich begleitet das Start-up ARYA Patienten mit
  Depressionen durch ihren Alltag. Über ein interakti-
  ves Tagebuch und mithilfe von Algorithmen soll die
  Therapie individueller und effektiver werden.

Diese wenigen Beispiele aus dem Angebot von mittlerweile mehreren Hunderttausend Gesundheits-Apps zeigen das Potenzial, das hinter der Internetmedizin steht.
Doch wer das Potenzial erschließen will, muss neue
Regeln akzeptieren. Regeln, mit denen sich das traditi-
onelle Gesundheitswesen noch schwer tut. So bestimmt
nicht mehr der Arzt, was der Patient zu tun hat, sondern
der Patient wählt aus dem großen Angebot, was er für
nützlich hält. Und diese neue Generation von Apps ist
auch nicht mehr zu vergleichen mit den primitiven Fit-
ness-Apps, mit denen alles begann. Diese Apps sind zer-
tifizierte Medizinprodukte mit komplexen Algorithmen,
entwickelt auf der Basis der wissenschaftlichen Leitlinien.
   So ist mit der Internetmedizin ein neuer Versorgungs-
sektor entstanden. Wie groß der Anteil an Gesundheits-
leistungen sein wird, der statt in der bisher gewohn-
ten Weise über die Internetmedizin erbracht wird, dazu
gibt es im Moment nur vorsichtige Schätzungen. Sie liegen bei etwa 20 Prozent. Bezogen auf die Zahl der jährli-
chen Arztbesuche in Deutschland bedeutet dies, dass der
virtuelle Leibarzt nun 100 Millionen Patientenkontakte
erwarten darf. Und da der Patient seine Gesundheitsversorgung selbst in die Hand nimmt und damit auch seine gesamten Gesundheitsdaten jederzeit jedem Arzt zur
Verfügung stellen kann, lässt die Internetmedizin end-

lich ein vernetztes Gesundheitssystem entstehen. Ärzte, Krankenschwestern und natürlich Sie als Patienten werden dabei künftig neue Rollen einnehmen, Verantwortung wird anders verteilt sein als im Gesundheitswesen, wie wir es heute kennen.

Warum Daten für Diagnose und Therapie so wichtig sind

Auf dem Weg zu einer »personalisierten Medizin« hat die Medizin parallel zur technischen Entwicklung, die durch die Möglichkeit einer schnellen und umfangreichen Datenübertragung angeheizt worden ist, in den letzten zwanzig Jahren auch einen grundsätzlichen Wandel in ihrem Verständnis von Gesundheit und Krankheitsbekämpfung durchgemacht. Längst geht es nicht mehr nur um die klassische »Reparatur-Medizin«, also das Heilen von Krankheiten. Vielmehr tritt zur Kunst des Heilens die Kunst der Gesundheitserhaltung hinzu, und dafür werden viele von Ihnen bereits in ihrem persönlichen Umfeld aktiv.

Der Wandel ist augenfällig und nirgendwo zeigt sich deutlicher das veränderte Selbstbewusstsein der Patienten als in dem wachsenden Bedürfnis, nicht nur im Krankheitsfall ärztlichen Rat einzuholen, sondern auch selbst etwas für die Erhaltung der eigenen Gesundheit zu tun. Der Bedarf an gesundheitsorientierten Angeboten wächst und deren Zahl steigt mit der größer werdenden Nachfrage. Die Produktvielfalt in den Drogeriemärkten spiegelt diesen Trend ebenso wider wie die Wellness-Angebote aller Art. Schon heute gibt es Franchise-Polikliniken in Supermärkten und Express-Praxen in Einkaufszentren, aber auch Patientenhotels und Spezialresorts, in denen unter Urlaubsbedingungen Operationen und Therapien durchgeführt werden. So entstehen Kliniken für Hautkrankheiten, die sich mit medizinischer Kosmetik und Anti-Aging befassen. Sie können heute in den Urlaub fahren und nicht nur braun gebrannt, sondern auch noch vorsorglich geheilt zurückkommen: Sogenannte Medical Wellness Angebote – Urlaube mit präventiv-regenerativem Charakter und gesundheitswissenschaftlichen Maßnahmen zur Verbesserung von Lebensqualität und Gesundheitsempfinden – werden immer beliebter. Das Angebot, aus dem Sie wählen können, ist schier unendlich. Von Akupunktur über Psychosomatik bis zur Traditionellen Chinesischen Medizin und Homöopathie – viele Behandlungsformen ergänzen immer häufiger die klassische Schulmedizin. Am auffälligsten sind Maßnahmen, die in Ihren Alltag integriert sind: zum Beispiel Trinkwecker-Apps, die daran erinnern, ausreichend zu trinken, oder Apps, die Patienten den Umgang mit chronischen Erkrankungen wie Diabetes oder Neurodermitis erleichtern. Sie alle basieren auf der Verfügbarkeit von Daten und der Nutzung hoch entwickelter Datenübertragungswege.

Ein weiterer Wandel in unserem Verständnis von der Erhaltung unserer Gesundheit und ihrer bestmöglichen Wiederherstellung im Krankheitsfall ist der Weg von der »standardisierten« zur »personalisierten« Medizin, über deren zentralen Stellenwert im Gesundheitswesen der Zukunft wir bereits einiges gesagt haben. Dieser Weg wurde in drei Schritten gegangen.

Der Weg zur personalisierten Medizin

Über Jahrhunderte hinweg wurde die Medizin als »Kunst«, eben als die »Heilkunst«, angesehen, in der die höchst unterschiedliche Qualität des Arztes für den Erfolg der Medizin entscheidend war. Diese Sichtweise war noch bis vor gar nicht langer Zeit vorherrschend und wurde erst durch die Erkenntnis aus der Genforschung abgelöst, dass 99,5 Prozent der DNA, also der überwältigende Teil der menschlichen Erbsubstanz, bei allen Menschen identisch ist. Entsprechend erschien es naheliegend, dass im Fall von Erkrankungen eine bestimmte Therapie, wenn sie sich erst einmal als wirksam erwiesen hat, beim allergrößten Teil der erkrankten Menschen unter den gleichen Bedingungen erfolgversprechend sein dürfte. So wurden »Standards« für die Herstellung und Anwendung von Medikamenten aufgestellt und Präparate wurden nur zugelassen, wenn eine Wirkung (»Evidenz«) bei einem ausreichend großen Anteil von Patienten nachgewiesen wurde. Dabei verkannte die »evidenz-basierte« Medizin allerdings, dass der »kleine« Unterschied von 0,5 Prozent in der DNA eine Anzahl von über drei Millionen Basenpaaren umfasst. Anders ausgedrückt: Zwischen zwei Menschen bestehen im Durchschnitt mindestens drei Millionen genetisch beeinflusste Unterschiede.

Diese Zahl allein lässt erkennen, wie wenig sinnvoll eine »Standardisierung« von Diagnose und Therapie tatsächlich ist. Patient ist eben nicht gleich Patient – diese an sich banale Erkenntnis schlägt sich jetzt auch in der Medizin nieder. Die Erkenntnis der Vielfältigkeit der menschlichen Biologie ist die Grundlage der »individualisierten« oder auch »personalisierten« Medizin. Die ist jeweils für den einzelnen Menschen optimiert, damit aber deutlich komplexer und beruht zwangsläufig auf einem erheblich differenzierteren Wissen, das nur zu gewinnen ist durch die Auswertung umfangreichen Datenmaterials. Die individualisierte Medizin will dieses Wissen für alle nutzbar machen: für maßgeschneiderte Prävention, Diagnose und Therapie.

Die jetzt schon verfügbaren Datenmengen führen dazu, dass Forscher, Mediziner und auch Patienten die biologischen Prozesse, auf die die Wissenschaft der Medizin aufbaut, besser verstehen lernen. Sie sind weitaus vielfältiger als angenommen. Und wir kennen längst noch nicht alle genetischen Unterschiede zwischen Menschen, geschweige denn, dass wir sie wirklich verstehen. Grundlage dafür ist die Entschlüsselung des menschlichen Genoms. Die Genetik, also die Vererbungslehre, bestimmt, ob und wie Menschen auf unterschiedliche Therapien reagieren. Die damit verbundene Differenzierung ist die Grundlage der personalisierten Medizin und der damit verbundenen Abschätzung, wie hoch das Risiko eines Patienten ist, an einer bestimmten Krankheit zu erkranken oder aber von ihr geheilt zu werden. Kein Arzt der Welt kann die Diagnose und die Entscheidung, welche Therapie notwendig ist, allein treffen. Er ist schließlich Mediziner und kein Mathematiker oder Statistiker, der die Daten entsprechend auswerten könnte. Und selbst die bräuchten bei der schieren Menge der Daten wahrscheinlich mehrere Monate, wenn nicht sogar Jahre für einen einzelnen Fall. Da ist es aber für die meisten Hochrisikopatienten zu spät. Die Antwort auf dieses Dilemma ist die Big-Data-Analytik. Sie wird benötigt, um aus der entstandenen Datenflut die für den einzelnen Patienten wichtigen Informationen herauszufiltern und darauf basierend die richtige, individualisierte Therapieentscheidung zu treffen.

Die Kosten der Analyse von menschlichem Erbgut sind in den letzten Jahren rasant gefallen. Das war die Voraussetzung für den Einstieg in eine personalisierte Medizin. Bereits heute bauen Pharmaunternehmen und Wissenschaftler ihre Anstrengungen und Investitionen auf diesem Gebiet massiv aus. Immer mehr Medikamente und Therapieverfahren kommen nur noch nach vorherigen genetischen Analysen zum Einsatz. Damit werden Komplikationen und unerwünschte Nebenwirkungen beim Einsatz von Medikamenten, die nur bei einzelnen Menschen aufgrund ihrer speziellen DNA auftreten können, im Voraus verhindert. Bislang werden erst etwa 30 Medikamente in Deutschland »personalisiert«, doch jedes Jahr kommen weitere hinzu. Für einige wurde die personalisierte Anwendung sogar mit der Zulassung festgeschrieben, für andere ist sie durch die medizinischen Fachgesellschaften empfohlen. Die meisten dieser Arzneimittel sind Krebs-Medikamente; aber auch Mittel gegen Viruskrankheiten und einige andere Krankheiten gehören dazu. Und die Möglichkeiten des personalisierten Arzneimitteleinsatzes erweitern sich ständig.

Im Ergebnis bedeutet dies, dass die Therapien je nach den individuellen Eigenschaften der Patienten immer häufiger unterschiedlich aussehen werden, auch wenn die Krankheiten dieselben sind. Dieser Trend wird auch dazu führen, dass Ärzte mehr mit ihren Patienten darüber reden, weshalb sie im Einzelfall gerade zu dieser und nicht jener Therapie raten. Personalisierte Medizin bedeutet also vor allem eine Verbesserung für Sie als Patienten, weil Sie schneller und mit weniger Nebenwirkungen wieder gesund werden.

Diese ganze erfreuliche Entwicklung steht und fällt allerdings mit dem Vorhandensein einer ausreichend großen Datenbasis. Die Kombination von allgemeinen Patientendaten, DNA-Analyse, Eigenschaften des Medikaments und Erfahrungswerten aus seiner bisherigen Anwendung lässt eine Datenmenge anwachsen, die kein einzelner Arzt mehr zu verarbeiten vermag. Dafür braucht die Medizin Rechnerkapazitäten, die die bisherigen Ressourcen deutlich übersteigen. Big Data bewegt sich ins Zentrum der modernen Medizin.

Drei Beispiele zeigen deutlich, welche Funktion die personalisierte Medizin in Zukunft hat und wie sie Ihnen als Patienten helfen kann.

Um entscheiden zu können, welches Medikament bei Ihnen den größten Erfolg verspricht, werden anhand einer Blut-, Urin- oder Speichelprobe sogenannte Biomarker untersucht. Bei ihnen kann es sich um Zellen, um Gene oder auch um Hormone handeln. Das Ergebnis lässt mit großer Wahrscheinlichkeit voraussagen,

– ob das in Betracht gezogene Medikament bei Ihnen wirksam sein wird,
– ob Sie dieses Medikament gut vertragen werden und
– wie es bei Ihnen am besten dosiert wird.

Krebsbekämpfung braucht Daten

Eine Krankheit macht den Menschen in allen Industrieländern stark zu schaffen: Krebs, oft auch die große Geißel unserer Zeit genannt. Immer neue Arten werden entdeckt, Abertausende von Ärzten sind weltweit in der Krebsforschung tätig mit dem Ziel, die Patienten bestmöglich zu heilen. Die Entscheidung für eine Therapie ist hier nicht immer leicht. Sie ist nicht nur abhängig von der Art des Krebses, der Größe, Lage und Streuung, sondern auch von den Voraussetzungen, die Sie mitbringen. Also wiederum von Ihrer medizinischen Vorgeschichte, den familiären Voraussetzungen und auch Ihrer genetischen Beschaffenheit. Sie können sich vorstellen, dass dies zu Tausenden Möglichkeiten führt, die Krankheit zu behandeln. Daraus resultiert eine große Verantwortung der Ärzte, die sie behandeln und denen Sie vertrauen müssen, weil sie selbst als Fachfremder keine Ahnung davon haben.

Krebszellen unterscheiden sich von gesunden Körperzellen durch eine Reihe von Mutationen, also Genveränderungen. Allerdings sind diese Genveränderungen im Tumorgewebe nicht bei allen Patienten mit der gleichen Krebsart, wie etwa Brust- oder Darmkrebs, gleich. Von der Art der Genveränderung hängt jedoch ab, ob bestimmte Therapien wirksam sind. So können zwei häufig eingesetzte Wirkstoffe bei fortgeschrittenem Darmkrebs nur dann wirken, wenn ein bestimmtes Gen noch nicht verändert ist. Mit einem mittlerweile verpflichtenden Gentest – Medikament und Vortest bilden also gewissermaßen ein Tandem – lässt sich bei einer Gewebeprobe aus dem Tumor feststellen, ob die Medikamente für die Behandlung des entsprechenden Patienten in Betracht kommen oder nicht. Bei etwa 60 Prozent der Patienten ist das der Fall. Allen anderen muss der Arzt eine andere Therapie empfehlen.

Vielleicht können aber auch Sie selbst einen Beitrag zu einer besseren Behandlung leisten. Was wäre, wenn Ihr Fall nicht von nur vier Ärzten an einem Krankenhaus angeschaut würde, sondern mehrere Hundert, wenn nicht sogar tausend Spezialisten auf der ganzen Welt sich des Problems annähmen? Wenn also die Erfahrungen aller Spezialisten, die auf dem Gebiet der Krebsheilung tätig sind, in Ihre individuelle Behandlung einflöße? Wenn plötzlich ersichtlich wäre, dass es schon einmal einen vergleichbaren Fall wie den Ihren gegeben hat, mit einer ähnlichen persönlichen und medizinischen Vorgeschichte, und dass bei diesem Menschen, der vielleicht auf der anderen Seite der Welt zu Hause ist, diese eine Therapie dazu geführt hat, dass er geheilt wurde? Wären Sie in diesem Fall bereit – auch wenn nur eine sehr kleine Hoffnung bestünde –, Ihre Daten umfassend zur Verfügung zu stellen? Wir glauben, dass die Menschen das Leben viel zu sehr lieben, als dass jemand in einer solchen Situation diese Frage ernsthaft mit Nein beantworten würde.

Auch das ist übrigens keine Zukunftsmusik. Das Biotech-Start-up Molecular Health macht es vor. Krankengeschichte und Genomdaten von Krebspatienten werden mit Millionen anderer Krankengeschichten und Fachliteratur im Netz abgeglichen. Am Ende steht eine individuelle Behandlungsempfehlung für den Arzt. Ein Mehrwert für den Arzt? Ja, weil er auf Erfahrungen Tausender zurückgreifen kann. Ein Mehrwert für den Patienten? Auf jeden Fall: eine kürzere, bessere und weniger belastende Behandlung.

Auch HIV-Infizierte brauchen eine individuelle medizinische Behandlung. Sie benötigen eine Medikamentenkombination, die verhindert, dass sich die Viren in ihrem Körper vermehren. Oft kommt dabei ein Medikament mit dem Wirkstoff Abacavir in Betracht; allerdings vertragen rund drei Prozent der Patienten diesen Wirkstoff nicht: Bei ihnen können sich schwere Nebenwirkungen in Form einer Vergiftung zeigen. Dies ist, wie wissenschaftliche Untersuchungen anhand einer großen Zahl von Falldaten gezeigt haben, bei Menschen mit einer bestimmten Gen-Variante der Fall. Ein einfacher Bluttest reicht aus, um nachzuweisen, ob ein Patient diese Gen-Variante hat. Wenn nicht, kann ihm das Abacavir-Medikament verordnet werden; im anderen Fall muss der Arzt auf eine andere Therapieoption ausweichen. Auch hier kommt wieder das bei der Krebstherapie bereits angesprochene Tandem von Vortest und Medikament zum Tragen – zum Wohle der Patienten.

Sichere Diagnosen durch Datenauswertung

Eine Personalisierung der Medizin ist ohne eine umfassende Digitalisierung nicht möglich. Nur mit großen Datenmengen können ihre Potenziale ausgeschöpft werden. Dies wiederum führt zu einer Datenexplosion. Umfassende Analysen sollten schnell und unabhängig davon, wo sich der Patient befindet, durchgeführt werden können. Damit ist eine neue Ära im Gesundheitswesen angebrochen, die wegen ihres wesentlichen Merkmals – der elektronischen Übertragung und Auswertung umfangreichen Datenmaterials – die englische Bezeichnung »E-Health« erhalten hat. Sie ermöglicht ein besseres Miteinander von Patient und Dienstleistern, eine schnelle und sichere Verarbeitung komplexer Datenmengen und eine erhebliche Optimierung von Diagnosen und Therapien für den einzelnen Patienten. Ermöglicht wird diese neue digitale Welt durch die Cloud.

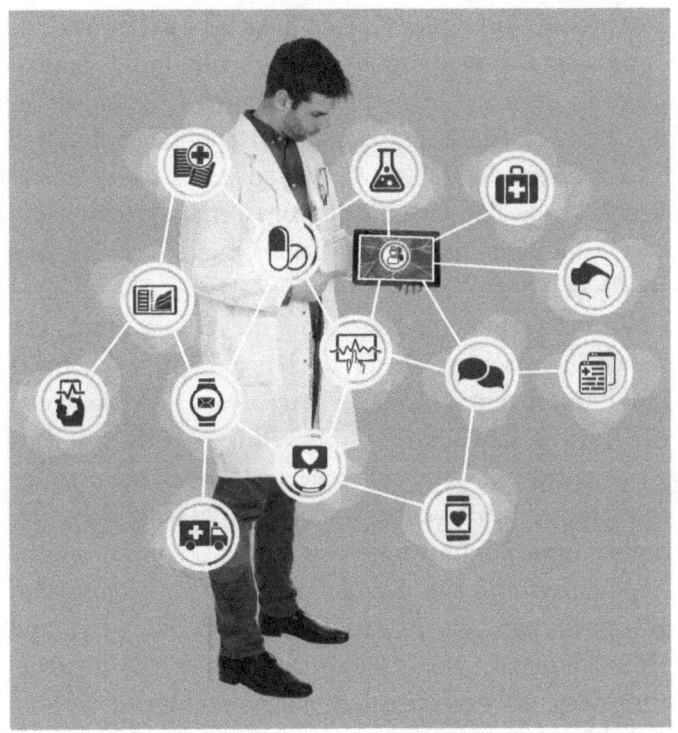

Alle Gesundheitsdaten sind online verfügbar. Sie werden automatisch voranalysiert und der Arzt hat alle nötigen Informationen auf einen Klick verfügbar. So kann Ihnen schneller und besser geholfen werden.

Mit der Cloud (englisch für »Wolke«) ist eine virtuelle Vernetzung großer Server-Farmen gemeint. Sie ermöglicht eine völlig neue Dimension der Datenverarbeitung, verbindet auf vergleichsweise kostengünstige Weise bislang unerreichte Rechengeschwindigkeiten mit einer ebenfalls bislang unerreichten Datenspeicherkapazität.

Der größte Vorteil des Ganzen aber liegt in der Verbindung aller Geräte, Diagnoseinstrumente und Therapiepläne in der Cloud. Letztlich hat durch sie nämlich jeder Besitzer eines computergestützten Endgerätes, wie Smartphone oder Tablet, Zugang zu schier unbegrenzter Rechnerkapazität, unabhängig vom Ort der Datenentstehung und dem Standort des Datenträgers – der Zugang wird somit demokratisiert!

Virtuelle Patientenakten und die Beobachtung des Gesundheitszustands bei Patienten mit chronischen Erkrankungen durch »Cloud Computing« sind dabei erst der Anfang. Schon 2016 sind in Kliniken Ärzte mit iPads ausgestattet, auf denen aktuelle Werte und wichtige Informationen zu Patienten inklusive Röntgenbildern verfügbar sind. Zukünftig werden ausgefeilte elektronische Expertensysteme ans Krankenhaus-Informationssystem gekoppelt sein, die Ärzten automatisch Hinweise und Hilfestellungen geben. Diese spezialisierten Unterstützungssysteme werden einen völlig dezentralen Zugang sowohl zu Patientendaten als auch zu methodischem Fachwissen ermöglichen.

Arbeitsteilige Medizin

Der intelligente Einsatz moderner Informations- und Kommunikationstechnologien wird Gesundheitsversorgung, Therapie und Behandlungsverfahren revolutionieren. Ein Beispiel dafür ist das Klinikum Darmstadt, das die Potenziale nutzen wird, um effizientere Strukturen aufzubauen. Viele Aufgaben zur Auswertung von den Patienten entnommener Proben, beispielsweise in Laboren oder der Pathologie, werden sich problemlos auslagern und als Serviceleistungen von Zulieferern bewerkstelligen lassen. Histologische Untersuchungen und Diagnoseerstellung werden dann beispielsweise zum Teil an anderen Standorten durchgeführt, ohne dass es einen Qualitätsverlust bedeuten würde oder auf Kosten der Patienten in Darmstadt ginge. Im Gegenteil: Das eingesparte Geld lässt sich anderweitig für Investitionen und Innovationen nutzen. Selbst ferngesteuerte, robotergestützte Operationen werden in Zukunft am Klinikum Darmstadt an der Tagesordnung sein.

Hochgradig vernetzt, aktiv und gesund

Mit dem Projekt SmartSenior soll die Lebensqualität älterer Menschen verbessert werden. Siemens entwickelt dazu eine Armbanduhr, die alle Bewegungen und Vitaldaten ihrer Träger, wie Blutdruck oder Blutzucker, misst und diese Informationen zur Auswertung an eine zentrale Stelle wie das medizinische Zentrum der Charité in Berlin übermittelt. Die intelligente Uhr kommuniziert per WLAN mit dem Heimnetz des Patienten und ist mit zwei unauffälligen seitlichen Notrufknöpfen ausgestattet.

Weitere Funktionen sind integrierbar, etwa die Einbindung des Terminkalenders für Arzttermine oder zur Erinnerung, Medikamente einzunehmen, sowie die Steuerung eines Videokonferenzsystems. Auch die Anwendung der Uhr als körpernahes Assistenzsystem ist denkbar, das etwa Arbeitsabläufe von Pflegediensten oder Wartungskräften dokumentiert und mit Informationen unterstützt.

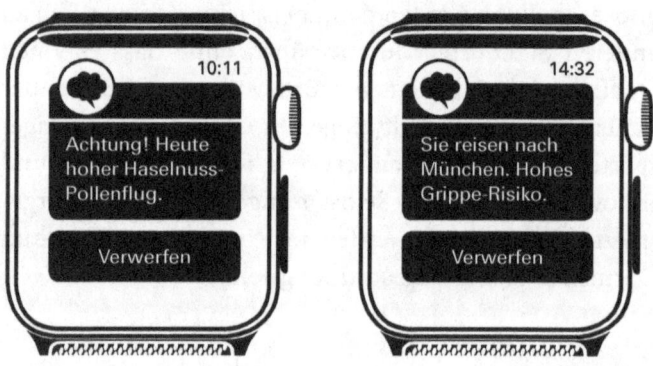

Die Uhr an Ihrem Handgelenk erkennt Situationen, die eine hohe Achtsamkeit erfordern und warnt Sie vor. Etwa wenn Sie gegen eine gewisse Pollenart allergisch sind oder die Grippe an Ihrem Reiseziel im Umlauf ist.

In dem Maße, wie Computer und Internet aus dem Alltag der Menschen nicht mehr wegzudenken sind, steigt ihre Bedeutung als Informationsmedium, als Vertriebskanal und für die Versorgung von Patienten in ihrem persönlichen Umfeld. Medizinischen Rat holt man sich in Zukunft mehrheitlich im Internet. Und auch für die Basisversorgung in weniger schweren Fällen wird das Netz immer wichtiger: In Online-Arztpraxen wie beispielsweise DrEd.com werden rund um die Uhr Diagnosen übers Internet erstellt und Medikamente verschrieben.

Doktor 2.0

13 Fraunhofer-Institute haben sich zusammengeschlossen, um gemeinsam neue, zukunftsorientierte Systemlösungen zu entwickeln, die für Sie als Patienten daheim und unterwegs wichtig werden können. »Personal Health« ist das Stichwort. Die Systeme enthalten kleine, tragbare medizinische Geräte, die speziell für den diagnostischen und den therapiebegleitenden Einsatz im häuslichen oder mobilen Umfeld konzipiert sind.

Die Forscher dieser Institute stehen mit an der Spitze eines Trends, der sich immer mehr ausweitet. E-Health-Anwendungen werden zukünftig massiv in private Haushalte Einzug halten. Das ermöglicht eine weitreichende ärztliche Versorgung in den eigenen vier Wänden: Bei kritischen Blutwerten können Mediziner eingreifen, ohne dass der Patient erst zum Arzt kommen muss; bei einem Sturz schlagen Gehhilfen automatisch Alarm. Solche intelligenten, »mitdenkenden« Systeme werden zwar den Arzt oder die Pflegekraft nicht ersetzen. Sie werden aber deren Arbeit massiv entlasten und eröffnen damit Möglichkeiten für eine neues, intensiveres Arzt-Patienten-Verhältnis.

Aber auch diese Entwicklung beruht ganz entscheidend auf der Verfügbarkeit von Daten. Intelligente Gehhilfen werden ihre Aufgabe nur erfüllen können, wenn sie in der Lage sind, einen Notfall – in diesem Beispiel einen Sturz – zu registrieren und eine Verbindung zu einer Arztpraxis, einem Krankenhaus oder einem Rettungsdienst herzustellen. Das wiederum bedeutet, das System muss Ihre

Körperbewegungen jederzeit messen können und die gemessenen Daten einschließlich der Angaben zur Person und ihres Aufenthaltsorts jederzeit an die richtigen Stellen übertragen können. – Ohne Daten geht es nicht!

Big Data in der Medizin

Big Data ist so längst im Alltag angekommen. Banken, Logistikunternehmen und vor allem die für Deutschland wichtigen Unternehmen im Maschinen- und Automobilbau nutzen längst die Vorteile, die große Datenmengen für die Verbesserung der Produktion oder der Produkte bieten. Dieser Trend wird sich auch in der Medizin fortsetzen. Das Potenzial dieser IT-getriebenen Innovationswelle ist enorm.

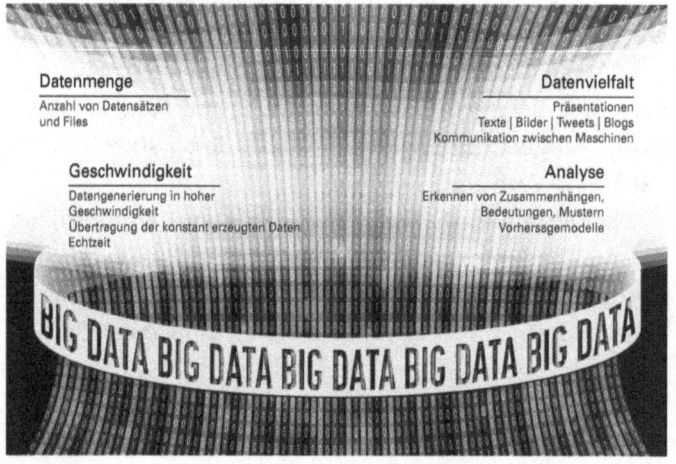

Big Data soll die Medizin effizienter und kostengünstiger machen, vor allem aber besser für uns als Patienten. Eine größere Transparenz von Daten und eine genauere Analyse werden für einen tiefgreifenden Perspektivwechsel sorgen, der die Patienten radikal in den Mittelpunkt stellt. Was wir unter dem Stichwort personalisierte Medizin durch intensive Datennutzung beschrieben haben, hat umwälzende Folgen für das Gesundheitswesen insgesamt: Nicht mehr der medizinische Aufwand, sondern der Behandlungserfolg für den individuellen Patienten wird zur Grundlage allen Handelns. Und: Auch die Bezahlung von Ärzten, Pharmaherstellern, Apothekern und Pflegern wird sich danach richten, wie gut der Patient behandelt wird. Künftig steht die Gesundheit im Mittelpunkt des Gesundheitswesens und eben nicht mehr die Krankheit.

Big Data und die Auswertung dieser großen Datenmengen haben sich zu einem Top-Thema in der Gesundheitswirtschaft entwickelt. Wir alle dürfen darauf hoffen, dass eine wirksame Prävention anhand durch Daten vernetzten Wissens einen immer größeren Stellenwert gegenüber dem »Reparaturbetrieb Medizin« einnehmen wird: Durch eine frühe Intervention werden in Zukunft Krankheiten gänzlich verhindert oder zumindest frühzeitig mit Therapien behandelt, die individuell auf den einzelnen Patienten zugeschnitten sind. Schon heute hat die Medizin eindrucksvolle Ergebnisse auf diesem Weg vorzuweisen, aber die Entwicklung steht erst am Anfang. Nun muss es gelingen, neben den technischen Herausforderungen auch die Probleme des Datenschutzes zu-

friedenstellend zu lösen. Nur dann kann der zukunfts-
weisende Einsatz von Big Data im Gesundheitswesen
mit einer breiten gesellschaftlichen Akzeptanz rechnen.
Nicht nur aus Sicht der Patienten steht Datensicherheit
hier an erster Stelle. Eine Gesundheits-Cloud, gefüttert
mit großen Datenmengen, die den medizinischen Zustand der Menschen spiegeln, muss besonderen An-
sprüchen an Sicherheit und Schutz gerecht werden. Ein
besonderer Fokus gilt dabei der Sicherheit sogenann-
ter personenbezogener Daten vor unberechtigtem Zugriff oder vor Verlust. Hier müssen EU-weite oder besser
weltweite Standards entwickelt werden. Dementspre-
chend arbeitet die Politik an Lösungen, um die Nutzung
der datenbasierten technischen Möglichkeiten für unser
aller Gesundheit mit den Erfordernissen eines vernünf-
tigen Datenschutzes in Einklang zu bringen. Die Frage
ist allerdings, ob sie angesichts der rasanten Entwicklung
schnell genug sein wird.

Wenn Daten helfen sollen, müssen auch Computer lernen

Doch, um es noch einmal zu sagen: Die enormen Fortschritte hin zu einer personalisierten Medizin gehen mit
einer wahren Datenexplosion einher. Alle Informationen,
die es gibt, werden digitalisiert. Bilder, Behandlungsbe-
richte, Laborwerte – sie alle wurden vorher auf Papier
gedruckt und in Ordner abgelegt. Heutzutage werden

sie digital erfasst; sie werden zu »Daten«. Auch diagnostische Sensoren in Laboren liefern Informationen nicht mehr gedruckt aus, sondern speisen sie gleich in Datenbanken ein, wo sie dann einfacher mit anderen Informationen verknüpft werden können. Es sitzt dann also kein Assistenzarzt mehr über endlosen Zahlenreihen und vergleicht die Ergebnisse unterschiedlicher Untersuchungen miteinander, sondern per Computer werden die Ergebnisse direkt bewertet und die richtigen Schlüsse gezogen. Das ist nebenbei bemerkt auch weitaus weniger fehleranfällig. Einem Menschen, so gut ausgebildet er auch sein mag, passieren immer Fehler. Beispiele dafür kennen wir zuhauf.

Neueste Computertomographen (CT) arbeiten viel präziser. Sie können Aufnahmen von mehreren tausend Projektionen in nur einer Sekunde durchführen. In zehn Sekunden ist der gesamte Körper mit Abbildungen dargestellt, von denen jede eine nur zwei Millimeter dicke Schicht wiedergibt – ein Riesenschritt auch für die Früherkennung von Krankheiten. Hinzu kommen neue Patientendaten und genetische Informationen – darüber haben wir schon gesprochen. Immer mehr Daten werden auch durch die zunehmende Genauigkeit der Sensoren in modernen medizinischen Geräten gewonnen. In Fällen, in denen früher vielleicht eine Darmspiegelung vonnöten war, reicht heute ein Scan mit einem modernen CT-Gerät aus. Hand aufs Herz: Wer von uns würde die Spiegelung nicht gern vermeiden, wenn es möglich ist? Die Folge davon ist aber, dass der jeweilige Datenberg anwächst.

Hinzu kommt, dass dieses Monitoring – also die breite Untersuchung – sich längst nicht mehr auf Patienten beschränkt, sondern in immer größerer Zahl auch Gesunde umfasst. Smartphones produzieren ununterbrochen riesige Datenfluten. Entsprechend finden Sie heute Daten aus den unterschiedlichsten Quellen, die alle zusammen das ausmachen, was mit dem Begriff Big Data so treffend bezeichnet wird.

Die technische Entwicklung cloud-basierter IT-Lösungen hat in einigen zentralen Bereichen wichtige Schwellen übersprungen. Cloud Computing erlaubt es, Daten aus verschiedenen Quellen in unterschiedlicher Qualität, Modalität und Strukturierung informationstechnisch zu einem Ganzen, der Big Data, zu vereinen. Transparenz und Vernetzung, gekoppelt mit Mobilität, machen die Daten unabhängig von Zeit und Raum verfügbar. Darüber hinaus können die verfügbaren Daten zur Entwicklung neuartiger Algorithmen genutzt werden. Algorithmen sind in einfachen Worten übrigens Problemlösungen aufgrund der Erfahrungen aus einer riesigen Zahl erprobter Einzelschritte. Daraus wiederum lassen sich Rückschlüsse für den einzelnen Patienten wie auch für ganze Bevölkerungsgruppen ziehen.

Natürlich hat diese Entwicklung auch einen Preis. Sie erfordert enorme Investitionssummen und bringt allerlei unterschiedliche Herausforderungen mit sich. Diese sind zum Teil technischer Art. Vor allem geht es um die drei »V«: riesige Datenmengen (»Volumen«), große Datenvielfalt (»Variety«) und hohe Geschwindigkeit bei Datengewinnung und -verarbeitung (»Velocity«). Die technische

Entwicklung macht hier rasante Fortschritte. So ermöglichen neu strukturierte Datenbanken wie HANA von SAP das Durchforsten riesiger Datenvolumina in Bruchteilen einer Sekunde. An der Technik wird die Anwendung von Big Data auf die Medizin also voraussichtlich nicht scheitern, und die Entwicklung scheint in mehreren Stufen zu erfolgen, von denen einige heute bereits trittfest sind. Anhand dreier Beispiele zeigen wir Ihnen nachfolgend, wohin die Reise gehen wird.

Millionen geordneter Daten – nichts geht ohne klare Struktur

Daten sind nicht gleich Daten. Jedenfalls nicht, wenn man einen Nutzen daraus ziehen will. Lassen Sie uns dies an einem einfachen Beispiel aus dem Büroalltag verdeutlichen: Sie notieren sich in aller Eile eine Telefonnummer auf einem Zettel und erledigen anschließend eine Menge anderer Dinge. Der Zettel gerät zwischen die anderen Papiere auf dem Schreibtisch und taucht im Laufe der nächsten Tage irgendwann wieder auf. Sie sehen die Ziffern, die Sie zwischen Tür und Angel aufgeschrieben haben, und versuchen sich zu erinnern, wessen Telefonnummer das noch mal gewesen ist. Hätten Sie sich doch gleich die Zeit genommen, den Namen dazu zu schreiben. Sie müssen also beide Informationen, Namen und Nummer, zusammen aufbewahren, damit sie damit etwas anfangen können, das heißt, Sie müssen sie zusammenführen und sie ordnen. So ist es auch mit Big Data. Daten kommen aus unterschiedlichen Quellen – vielleicht aus Fitnessarmbändern, aus einem CT-Gerät oder einer Untersuchung Ihres Blutes. Diese Daten müssen so geordnet werden, dass sie für die Diagnose und die Therapieentscheidung auch genutzt werden können. Neue Technologien verbinden die unterschiedlichen Datenquellen und schaffen Transparenz, indem unstrukturierte Daten geordnet werden. Dadurch werden Zusammenhänge sichtbar gemacht, die die Qualität der Medizin verbessern und gleichzeitig Kosten reduzieren. Die Vernetzung ist nicht auf die Daten aus dem Krankenhaus oder der Arztpraxis beschränkt. Es können zusätzlich auch patientenspezifische Daten von Sensoruhren wie Puls, Blutdruck oder Blutzuckerspiegel drahtlos übertragen und in Echtzeit ausgewertet werden. Ohne Zeitverzug können so Auffälligkeiten in den Messwerten erkannt und entsprechende Maßnahmen eingeleitet werden. Die meisten Anwendungen von Big Data befinden sich heute auf dieser Stufe.

Eine zweite Meinung einholen – vom Kollegen Computer

Die sogenannte Computerassistierte Detektion (CAD) – also die Entdeckung von etwas Unbekanntem mithilfe der elektronischen Datenverarbeitung – kombiniert Elemente aus der künstlichen Intelligenz mit radiologischer Bildverarbeitung. Bereits heute wird diese Technik bei der Diagnose von Tumoren, insbesondere bei der Brust- und Lungenkrebsdiagnostik, eingesetzt. So unterstützt CAD die Vorsorgeuntersuchung in der Mammografie, die bereits seit Jahren zur Früherkennung von Brustkrebs eingesetzt wird.

CAD, das vor allem in den USA und den Niederlanden etabliert ist, dient dem Arzt als Zweitmeinung zur eigenen Auswertung. In der Lungenkrebsdiagnostik hat sich die Computertomografie mit speziellen dreidimensionalen CAD-Systemen als Goldstandard etabliert. Hierbei wird ein Datensatz aus bis zu 3.000 Einzelaufnahmen aufbereitet und analysiert, der das Volumen des Körpers anzeigt. Tumorherde, Metastasen und gutartige Veränderungen ab einem Millimeter Größe lassen sich so entdecken. Dadurch werden Ärzte entlastet und ganz nebenbei Fehler, die durch menschliche Fehlwahrnehmung oder falsche Beurteilung entstehen können, reduziert.

Das alles ist heute bereits möglich, vielleicht kennen Sie diese Behandlungsmethoden auch schon. Big-Data-Technologien gehen nun einen Schritt weiter. Der Schlüssel zu einer noch besseren Diagnose heißt »Deep Machine Learning«. Dabei lernt der Computer, Muster zu erkennen und Unregelmäßigkeiten aufzuspüren. Wie kann ein Computer oder eine Maschine selbständig lernen? – Eine gute Frage.

Die Auswertung aller Bilddaten, die aufgrund einer CAD-Untersuchung gewonnen werden, ist automatisiert. Beim Deep Learning werden »neuronale Netze« dazu trainiert, mithilfe immer komplexerer Merkmale zum Beispiel den Inhalt eines Bildes zu erkennen. Neuronale

Netze bestehen aus elektronischen Nervenzellen und den Verbindungen zwischen ihnen. Sie werden nicht ein für alle Mal programmiert, sondern anhand von Beispielen trainiert. Seit kurzer Zeit erst ist die Technik in der Lage, wirklich komplizierte Netze im Computer zu simulieren. Und diese Simulation hilft dabei, die Geräte in ihrer Fähigkeit, Unregelmäßigkeiten zu erkennen, zu trainieren. Allerdings sind dafür riesige Datenmengen nötig.

Das führt zu wirklich faszinierenden Ergebnissen: Der Hochleistungscomputer von IBM mit dem Namen »Watson« ist eine semantische Suchmaschine, die in natürlicher Sprache gestellte Fragen erfasst und in einer Big-Data-Datenbank passende Fakten und Antworten in kurzer Zeit findet. Watson hat nicht nur den menschlichen Champion der Quizshow *Jeopardy!* geschlagen, sondern stellt auch medizinische Diagnosen. Deshalb lernt Watson jetzt, wie der Befund eines Röntgenbildes erstellt wird. Dabei geht es zunächst um die Differenzierung zwischen einem normalen – also gesunden – und einem pathologischen – also krankhaften – Befund. Sofern ein krankhafter Befund erstellt wurde, wird dieser strukturiert analysiert und daraus schließlich eine Diagnose erstellt. Das ist im Prinzip dasselbe, was Ihr Arzt heute schon macht: Er schaut sich Ihr Röntgenbild an. Kann er dort nichts Auffälliges feststellen, dann wird er sie beruhigt nach Hause schicken. Sieht er allerdings etwas Ungewöhnliches, wird er eine Diagnose erstellen, das heißt, Sie in aller Regel weiter untersuchen. Ihr Arzt handelt dabei auf der Grundlage dessen, was er im Studium gelernt hat, und natürlich aufgrund seiner Erfahrung. Ganz vereinfacht könnte man sagen: Je mehr Röntgenbilder Ihr Arzt gesehen hat, desto besser kann er Sie beurteilen. Was glauben Sie – wie viele Röntgenbilder kann sich Ihr Arzt im Laufe seines Lebens anschauen? Nehmen wir an, dass er jeden Tag fünf Röntgenbilder zu beurteilen hat. Bei fünf Arbeitstagen pro Woche, 46 Wochen Arbeitszeit im Jahr und einem Berufsleben mit Studium von 45 Jahren sind das 51.750 Bilder, die er sich anschauen kann und auf denen seine Erfahrung aufbaut. Ein Supercomputer wie Watson kann innerhalb von wenigen Sekunden Millionen von Bildern miteinander vergleichen und eine Entscheidung treffen, die sehr wahrscheinlich um einiges präziser ist. Das heißt nicht, dass der Arzt überflüssig wird, ganz im Gegenteil. Er hat aber aufgrund der Sicherheit der Computerentscheidung die Möglichkeit, mit Ihnen die Therapiemöglichkeiten viel eingehender zu besprechen.

Wir sind uns sicher: Diese Technologie wird die Befundung aller Bilddaten in Radiologie, Pathologie und allen anderen medizinischen Bereichen grundlegend verändern und revolutionär verbessern. Und wir stehen heute erst ganz am Anfang dieser spannenden Technologieentwicklung.

Ihre Daten richtig angewandt – Wissensmanagement im Krankenhaus

Decision Support-Systeme (DSS) sind Systeme, die die Entscheidungen von Medizinern auf Basis von Daten und

Algorithmen unterstützen sollen. Sie kommen vor allem als Instrument des Wissensmanagements im Krankenhaus zum Einsatz. Die Grundlage dieser Software-Systeme bildet bestehendes Wissen über laufende und abgeschlossene Behandlungen, also eine Datenbank, die von Experten gepflegt wird. Die Decision Support-Systeme sind in der Lage, selbstständig zu Schlussfolgerungen, Bewertungen und Lösungen bestimmter Problemstellungen in komplizierten Behandlungsprozessen zu gelangen. Sie sind die nächste Entwicklungsstufe von Big Data in der Medizin.

Expertensysteme werden so konzipiert und realisiert, dass sie in die bestehenden Krankenhausinformationssysteme integriert werden, um dort nicht nur Informationen zu verwalten, sondern mit diesen auch selbstständig zu arbeiten. Heute besteht eine Vielzahl von Behandlungsmöglichkeiten, teilweise auch für ein und dieselbe Krankheit, zwischen denen die Ärzte nach sorgfältiger Abwägung zu wählen haben. Bei der Entscheidung, welche für Sie die richtige ist, sind Ärzte heute auf Unterstützung angewiesen, die weit über das hinausgeht, was die zehn, zwanzig Kollegen im selben Krankenhaus anbieten können. Genau das bieten Expertensysteme an. In ihnen steckt nämlich nicht nur die Erfahrung der Ärzte eines Krankenhauses, sondern vielleicht derer von 500, 1000 oder 30.000 Krankenhäusern und Arztpraxen in aller Welt. Diese Informationen werden von der Software automatisch durchforscht, geordnet und so aufbereitet, dass der Arzt bei seiner Entscheidung auf die Erfahrung aus Millionen von Krankheitsfällen zurückgreifen kann.

Gesicherte Daten für
die bestmögliche Therapie

Big Data in der Medizin hat also mehrere Vorteile, die in Summe vor allem eines bedeuten: Die Erfassung, Speicherung, Sichtbarmachung und Auswertung von Daten, die weltweit gewonnen werden, und die größere Erfahrung, auf die dadurch zurückgegriffen werden kann, schaffen eine höhere Sicherheit bei der Behandlung der Patienten. Damit sind die Möglichkeiten aber noch nicht am Ende: Big Data ermöglicht im nächsten Schritt eine weitergehende Analyse, indem verschiedene Therapien als »Inputs«, also Handlungen oder Informationen, die am Anfang stehen, mit »Outcomes«, also Ergebnissen in vergleichbaren Fällen in einem bestimmten Zeitraum, zueinander in Beziehung gesetzt werden. Entscheidend für die Qualität der dadurch möglichen Voraussagen, zum Beispiel über den weiteren Krankheitsverlauf und den Behandlungserfolg, ist natürlich, dass gut gepflegte Datensätze zur Verfügung stehen.

Gut gepflegt heißt, dass die erfassten Daten miteinander vergleichbar sein müssen. Die alte handgeschriebene Akte bei Ihrem Hausarzt hilft da leider nicht weiter. Und das liegt nicht daran, dass die Software die Handschrift höchstwahrscheinlich nicht lesen kann – woran übrigens oft schon die Assistentin des Arztes scheitert –, sondern daran, dass die erhobenen Daten über den Krankheitsverlauf von Patienten vollständig und so erfasst sein müssen, dass die Maschine sie lesen und verarbei-

ten kann. Also darf in Feld A nur immer die Information beispielsweise über Ihre Blutgruppe stehen. Steht sie
einmal versehentlich in Feld B, dann ist die ganze Akte
nutzlos. Wer schon einmal einen Serienbrief mithilfe von
Excel erstellt hat, der weiß, wie aufwendig die Korrektur
einer falschen Liste sein kann. Was bei hundert Adres-
sen vielleicht noch leistbar ist, wird bei Millionen von
Krankheitsverläufen unmöglich. Eine gute und einheit-
liche Dokumentation – und zwar bundes- oder gar weltweit – ist deshalb die Voraussetzung für eine funktionie-
rende Analyse.

Das gilt vor allem für die Ergebnisse der Therapie, also
die »Outcomes«. Nur wenn diese gut dokumentiert sind,
lassen sich rückblickend die richtigen Schlüsse bezüglich
der am Anfang stehenden besten Therapieoption ziehen.
Dafür braucht es, wie bereits gesagt, Millionen von Datensätzen, die eine statistische Auswertung ermöglichen. So
entsteht ein Gerüst, das kontinuierlich mit neuen Pati-
entenverläufen angereichert wird. Auf dieser Grundlage
wächst ein sich selbst optimierendes lernendes System,
mit dem die zu erwartenden Behandlungserfolge immer
genauer vorausgesagt und damit die eingesetzten Therapien verbessert werden können. Dazu werden Ihre Daten
benötigt und verwendet!

Die mit dieser Analyse gefundenen verbesserten Therapien werden dann wiederum als »Inputs« in die DSS-Sys-
teme eingespeist, die Mediziner bei ihrer Therapieentscheidung unterstützen sollen. Die Datenbasis wird so
kontinuierlich den neuesten Erkenntnissen angepasst. Die
Vorteile für neu erkrankte Patienten liegen auf der Hand:

Ihnen wird auf dieser Grundlage die bestmögliche Therapie verordnet.

Die Vorteile gehen aber noch darüber hinaus: Diese Form der Analyse liefert gleichzeitig Erkenntnisse darüber, wie die Kosten bei Behandlungen reduziert werden können. Und das bei besserer Qualität und Betreuung des Patienten. In gewisser Weise funktioniert und wächst das Ganze nach dem Prinzip »Einer für alle, alle für einen«. Sie können es sich wie ein System vorstellen, das sich selbst antreibt: Mit jeder neuen Patientengeschichte, die im System gespeichert ist, verbessert sich die Situation für die Patienten, die am Beginn des Heilungsprozesses stehen und die mit den von ihnen erhobenen Daten das System weiter zu optimieren helfen. Das ist die Basis eines durch Datenanalyse verbesserten Gesundheitswesens, das über den einzelnen Patienten hinaus auf die Gesundheitsversorgung der Gesamtbevölkerung hin orientiert ist.

Diese nächste Stufe der verbesserten Medizin heißt »Population Health«. Kurz gesagt: Jeder Euro, der in die Behandlung eines Patienten fließt, soll mehr an Gesundheit bewirken, als dies heute der Fall ist. Big Data mit Vernetzung, Speicherung und Auswertung riesiger Mengen an unterschiedlicher Daten sind dafür die Grundlage. In Deutschland, wie aber auch im Rest der Welt, stehen derartige Projekte erst am Anfang. Das Bundesministerium für Bildung und Forschung fördert eine Langzeit-Gesundheitsstudie mit dem Namen »Nationale Kohorte«, die über einen Zeitraum von zwanzig bis dreißig Jahren läuft. Der Begriff »Kohorte« bedeutet in den Sozialwissenschaften eine Gruppe von Menschen, die über einen längeren Zeitraum auf bestimmte Merkmale hin beobachtet wird. So werden hier 200.000 zufällig ausgewählte Teilnehmer zwischen 20 und 69 Jahren aus ganz Deutschland medizinisch untersucht und nach Lebensgewohnheiten befragt. Darüber hinaus werden allen Studienteilnehmern Blutproben entnommen und für spätere Forschungsprojekte in einer zentralen Bioprobenbank gelagert. Ziel ist es, tiefgreifende Erkenntnisse in Hinblick auf Prävention und Früherkennung von typischen Volkskrankheiten – Diabetes, Herz-Kreislauf-Erkrankungen, Krebs, psychische Krankheiten, Infektionskrankheiten sowie Erkrankungen an Atmungsorganen und am Bewegungsapparat – zu erlangen.

In den USA hingegen werden »Population Health«-Studien bereits heute von Versicherungen eingesetzt. Untersuchungen aus Finnland und den USA konnten zeigen, dass durch Änderungen des Lebensstils, etwa durch mehr Bewegung oder eine andere Ernährung, das Auftreten eines Typ II-Diabetes bei Personen mit erhöhtem Risiko in einem Zeitraum von durchschnittlich drei Jahren um mehr als die Hälfte gesenkt werden konnte. Entscheidend für den Erfolg derartiger Studien wird sein, dass neben den Kosten vor allem die »Outcomes« der Behandlung angemessen berücksichtigt werden, das heißt, dass die Daten über die Ergebnisse therapeutischer Maßnahmen nicht nur für den Abschlussbericht gesammelt werden, sondern auch immer aktuell in die weiteren Untersuchungsschritte einfließen.

Ein Blick auf Fitness-
und Gesundheits-Apps

Grundlage für eine andauernde Verbesserung der Medizin – man kann es nicht oft genug betonen – sind *gute* Daten, und dafür ist eine saubere Daten*erhebung* die Grundvoraussetzung. Es reicht nicht, wenn einzelne Geräte ihre Daten einheitlich in eine Datenbank einspeisen. Um optimale Ergebnisse zu erzielen, müssen auch Daten anderer Geräte – beispielsweise Fitnessarmbänder – nach einem einheitlichen Schema erfasst werden. Also nicht nur Daten von kranken, sondern vor allem auch von gesunden Menschen.

Eine Fitness-App misst Vitalwerte, also Blutdruck, Gewicht, Körpertemperatur, Blutzucker, Temperatur und Flüssigkeitsbilanz. Sie hilft, die Entwicklung dieser Werte aufzuzeigen, und errechnet und erinnert an den richtigen Zeitpunkt der Medikamenteneinnahme. Sie diszipliniert und motiviert zu gesundem Verhalten. Oder sie führt einen zu anderen Patienten, die dasselbe Gesundheitsproblem haben. Kurz: Die App gilt mittlerweile als medizinisches Hilfsmittel wie das Aspirin und das Fieberthermometer.

Es scheint klar, dass solche digitalen Werkzeuge (Tools) die Arbeit der Ärzte unterstützen können. Folglich sollten sie zum Beratungsangebot moderner Mediziner gehören. Aber die App- und Tool-Angebote im Gesundheitsbereich explodieren gerade. Ebenso wie Studien, die den Wert dieser Angebote überprüfen. Ein normaler

Arzt kann hier kaum noch den Überblick behalten. Die American Heart Association (AHA), eine gemeinnützige Organisation in den USA, die sich eine wirksamere Bekämpfung von Herz-Kreislauf-Erkrankungen zum Ziel gesetzt hat, wollte hier Abhilfe schaffen. Sie veröffentlichte im Herbst 2015 einen Überblick über bereits vorhandene Studien zu der Frage, wie hilfreich Mobilgeräte tatsächlich sind. Dabei konzentrierte sie sich in erster Linie auf Themenbereiche, die in Bezug zur Gesundheit des Herzens stehen:

Rauchentwöhnung

Es gibt Studien, wonach Online-Programme, bei denen die Kunden regelmäßig unterstützende SMS oder Mail-Botschaften erhalten, durchaus hilfreich sind – oder genauer: Sie sind mindestens so gut wie Nikotinersatz-Behandlungen. Allerdings scheint die Qualität der Programme recht schwankend. Entsprechende Tests wurden übrigens auch schon von der Universität Bern durchgeführt. Dennoch: Auch solche SMS-Programme scheinen nur ein unterstützender Teil zu sein – kein Allheilmittel.

Abnehmen

Effizient sind hier Apps und Tools, die notwendige Veränderungen des Lebenswandels aufzeigen und begleiten: Kalorienzähler, eine mit einer Steigerung der körperlichen Aktivität verbundene Kalorienkontrolle, diese wiederum angereichert mit Zielsetzungs-Applikationen, wie zum Beispiel auch einem Online-Trainer, die ein individualisiertes Feedback geben.

Relativ deutlich hat sich herausgestellt, dass die Beteiligung an Online-Gruppen und die Unterstützung durch Nachrichten – etwa mit motivierenden SMS – einen kurzfristigen Gewichtsabbau fördern können. Dies vor allem, wenn die Teilnehmer mehrere solcher Mittel gemeinsam mit anderen nutzen. Manches deutet auch darauf hin, dass eine einzelne Handy-App schon zu positiven Resultaten beitragen könnte. Allerdings ist die Datenlage hier noch zu dünn, um verlässliche Aussagen treffen zu können.

Diabetes

Diabetikern helfen Apps üblicherweise beim Messen und Überwachen der Blutzuckerwerte und bei der Unterstützung der Medikationsdisziplin. Die von der AHA untersuchten Studien deuten eine gewisse Verbesserung durch ihren Einsatz an, in einem Fall etwa eine durchschnittliche Senkung der für Diabetiker wichtigen HbA1c-Werte um 0,5 Prozent über sechs Monate. Entscheidend für den Anwendungserfolg dürften die kontinuierliche Ansprache und das konsequente Mitmachen sein. Dazu zählen vor allem Faktoren wie die Genauigkeit, mit der Patienten ihre Daten erfassen, oder die Häufigkeit, mit der sie Nachrichten erhalten.

Die Frage ist letztlich, wie sehr die Technik hier den Patienten wirklich hilft. Die in den untersuchten Studien einbezogenen Apps waren auf eine sehr intensive Betreuung, Beobachtung und Begleitung durch medizinisches Personal angelegt. Ob sich die leichten Erfolge auch bei einer geringfügigeren Nutzung solcher Diabetes-Apps bestätigen ließen, bleibt bisher noch offen.

Bluthochdruck

Die vorhandenen Studien deuten an, dass gute Apps zu einer durchschnittlichen Senkung des systolischen Blutdrucks, also des maximalen Drucks, mit dem das Blut vom Herzen in die Gefäße gepumpt wird, um 2 bis 8 mm HG beitragen. In dieser Maßeinheit wird der gemessene Blutdruck angegeben, zum Beispiel 120:80 mm HG, wobei der systolische Blutdruck durch den ersten Wert ausgedrückt wird. Auch hier lassen sich nachhaltige Erfolge jedoch nur erzielen, wenn die Verwendung einer App begleitet wird durch andere Unterstützungsmaßnahmen inklusive persönlicher Begleitung durch Arzt oder Pflegepersonal.

Wearables – Gesundheitsrisiken online vermeiden

»Wearable« bedeutet im Englischen nichts anderes als »tragbar«, wobei »tragen« in dem Sinne gemeint ist, wie man Kleidung »trägt«. Bei den Wearables, von denen hier die Rede ist, handelt es sich um Geräte, teilweise in kleinster Bauweise, die am Körper getragen werden und Daten messen und an Ärzte, medizinisches Personal oder Rettungsleitstellen übermitteln. Die einen dienen dazu, Diagnosen aufgrund von Langzeitbeobachtungen zu erstellen, andere sind direkt dazu da, Hilfe anzufordern, wenn bestimmte Messwerte sich in einem Bereich bewegen, der eine Gefahr anzeigt.

Im Folgenden stellen wir Ihnen einige der heute verfügbaren »Wearables« vor:

Das *ViSi Mobile Monitoring System* (von der Firma Sotera Wireless Inc.) ist ein klinischer Vitalzeichenmonitor in Form eines vernetzten Wearables. Es wurde für die Anwendung im Krankenhaus entwickelt und ist das erste und bis dato einzige System, das die kontinuierliche Überwachung aller wesentlichen Vitalwerte wie Blutdruck, Blutzucker oder EKG mit der Genauigkeit einer Intensivstation erlaubt. Gleichzeitig ist der Patient völlig mobil, kann transportiert werden und bleibt zum Beispiel während der Nachtruhe ungestört. Er trägt eine Manschette zur automatischen Blutdruckmessung am Oberarm, Elektroden auf der Brust sowie einen Sensor am Daumen. Ein Monitor am Handgelenk ist mit diesen Elementen verkabelt. Er zeigt deren Messwerte an und übermittelt sie an eine Zentraleinheit, an der das Klinikpersonal so die Lebenszeichen und andere wichtige Gesundheitsdaten der Patienten überwachen kann. Das System hat auch eine intelligente Alarmfunktion, die mit optischen und akustischen Signalen eine eventuelle Gefahrensituation anzeigt.

Das ViSi Mobile System misst u. a. die Herzfunktion mittels EKG, die Pulsfrequenz, Atemfrequenz, Hauttemperatur sowie Blutdruck und -sauerstoffsättigung. Es ist zugelassen für alle Krankenhauseinrichtungen, wie medizinische und chirurgische Stationen, Normalpflegestationen und Notaufnahmen, und seine Anwendung soll in Zukunft auf den Heimgebrauch ausgeweitet werden. Dafür sollen in einem weiteren Schritt auch die Körperhaltung und Aktivität als weitere sogenannte Vitalzeichen dazukommen.

Eine Verbesserung der Patientensicherheit bei gleichzeitiger Kosteneffizienz wird durch das System ermöglicht, denn es erhöht die Reichweite der Patientenpflege und -überwachung: Es lässt sich viel früher erkennen, wenn sich der Zustand des Patienten zu verschlechtern beginnt – noch bevor der Patient es selbst spürt. So lassen sich Rückschläge und unerwünschte Zwischenfälle vermeiden, die Patienten können in weniger kostenaufwendigen Stationen bleiben oder früher aus der Intensivstation auf Normalstationen verlegt werden. Für die Messung der wichtigsten Vitalfunktionen müssen sie nicht mehr geweckt werden und können sich durch die ungestörtere Nachtruhe besser erholen.

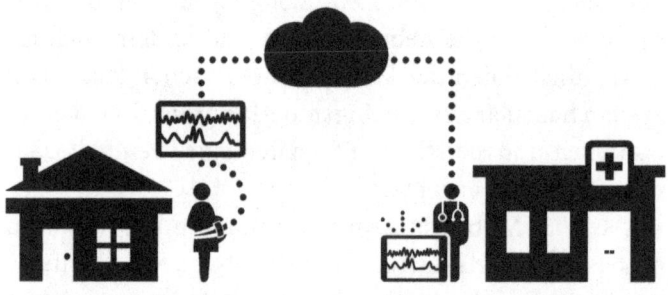

Für Schwangere ist der regelmäßige Arztbesuch Pflicht. Das kleine Gerät am Bauch misst ständig etwa die Herzfrequenz des Babys. Bei Unregelmäßigkeiten warnt es den Arzt, der sich automatisch bei der werdenden Mutter meldet. So passt der Arzt auch zu Hause auf Ihr Baby auf.

Die *Sense4Baby*-Überwachungssensorik (von AirStrip) erlaubt es Ärzten und Klinikpersonal, bei Risikoschwangerschaften aus der Ferne sogenannte Kardiotokografien vorzunehmen. Dafür werden zwei Messgeräte mit je einem elastischen Gurt am Bauch der Schwangeren befestigt. Die Kardiotokografie zeichnet gleichzeitig die Herzfrequenz des ungeborenen Kindes und die Wehentätigkeit der werdenden Mutter auf. Beinahe in Echtzeit empfangen die Kliniker die Daten direkt auf ihrem Smartphone oder Tablet. Somit kann sich das Risiko für die schwangere Frau und ihr Baby reduzieren, denn das System hilft, die Entscheidungsfindung und eine eventuelle Intervention zu beschleunigen. Zudem erlaubt es eine klinische Zusammenarbeit, indem alle Mitglieder des behandelnden Ärzteteams gleichzeitig auf die Daten Zugriff haben, und die Betreuung kann über die gesamte Dauer der entscheidenden Schwangerschaftsphasen und der Geburtshilfe gewährt werden.

Die Diagnose bei Fällen von Schlafapnoe erfordert normalerweise eine Übernachtung in einem Schlaflabor sowie das Anschließen an ein Dutzend Kabel an Kopf und Körper, dazu noch Schläuche in Mund und Nase. Dies stört den sowieso schon gestörten Schlaf zusätzlich und ist außerdem arbeits- und kostenintensiv. Das *Apnea Risk Evaluation System (ARES)* der Firma Sleep-Med kommt ohne diesen Aufwand aus. Es führt daheim gesammelte Messwerte mit den Schilderungen des Patienten und Daten über dessen körperliche Eigenschaften zusammen, um eine Diagnose der obstruktiven Schlafapnoe und ihres Ausmaßes zu erstellen. Als Monitor am Patienten fungiert ein auf der Stirn getragenes Hightech Headset, welches über drei Nächte die physiologischen Schlafdaten des Patienten misst und speichert. Die Sensoren in diesem auf der Stirn getragenen Headset messen Sauerstoffsättigung, Pulsfrequenz, Atemstrom, Schnarchpegel, Kopfbewegungen und -positionen.

Das Gerät kann in allen Schlafpositionen getragen werden, sodass es immer zu Hause anwendbar ist, wo die gesammelten Ergebnisse über Atmung und Schlaf eines Patienten ohne Verzerrung durch die Umgebung eines Schlaflabors aus dem täglichen Schlafverhalten gewonnen werden. Mittels eines Online-Tools werden zudem die Ergebnisse eines Fragebogens über Körpertyp, Symptome von Schläfrigkeit, Schnarchen und anderen Auffälligkeiten ausgewertet. Das Ergebnis wird mit den vom Gerät gesammelten »Schlafdaten« verbunden, Risiko und Ausmaß einer Schlafapnoe zu bestimmen.
Auf der Basis dieser Ergebnisse kann der Patient sich für eventuelle therapeutische Maßnahmen zur Verbesserung der Schlafqualität entscheiden oder möglicherweise auch einfach zu schlaffördernden »Wellnessprodukten« oder Fitnessaktivitäten greifen, um das Ziel eines gesunden, erholsamen Schlafs zu erreichen.

Der *Mimo Smart Monitor* sendet über in einem Babystrampler integrierte Sensoren Daten an das Smartphone der Eltern oder Babysitter. Der Sensor überliefert neben einer Live-Übertragung der Schlafgeräusche auch

Echtzeitdaten über Atmung, Körperposition, Hauttemperatur sowie Schlafen und Wachsein des Babys. Die Strampler sind aus Baumwolle und in verschiedenen Größen verfügbar. Das Gerät kann auch Warntöne verschicken, nächtliche Berichte erstellen und Vermerke seitens des Nutzers in die Berichte integrieren. Mimo verwendet »Bluetooth ultra low power«, arbeitet also mit geringerer Energie als ein normaler Audiomonitor und stellt folglich dem Baby die laut Herstellerangaben derzeit sicherste Technologie zur Verfügung.

ZIO Event Card (von iRhythm) ist ein verschreibungspflichtiger Einweg-EKG-Monitor. Das Gerät ist so groß wie ein Smartphone, wiegt 50 Gramm und kann bis zu 30 Tage lang am Körper getragen werden und ein kontinuierliches EKG erstellen. Befestigt wird es mit einem Klebestreifen auf der Brust. Das Gerät wird bei Patienten verschrieben, die vorübergehende Symptome von Ohnmachtsanfällen, Herzklopfen, Kurzatmigkeit oder Schwindel haben und daher ein EKG benötigen.

Durch die kontinuierliche Überwachung und die nahtlose Übertragung der Patientendaten via Cloud an den behandelnden Arzt können durch die *ZIO Event Card* Gesundheitskosten reduziert und die Diagnose und Charakterisierung von Herzrhythmusschwankungen verbessert werden. Zudem verfügt die Firma iRhythm mittlerweile über eine Datenbank von 51 Millionen gesammelten und ausgewerteten Stunden Herzschlag aus kontinuierlichen EKG-Aufnahmen – die größte Herzrhythmusdatenbank der Welt. Diese Daten werden wiederum für Auswertungen verwendet, mit denen die Ergebnisqualität des Monitors verbessert werden soll.

Die medizinische
Versorgung von morgen

Mit Big Data in der Medizin verbinden sich viele Hoffnungen: Behandlungskosten sollen gesenkt, die Aufenthaltsdauer in Krankenhäusern verkürzt, individualisierte Therapiepläne ermöglicht bzw. optimiert und Abrechnungsbetrug bekämpft werden. Entsprechend groß ist das Marktpotenzial. Allein in den USA wird der Markt für »Big Data und Analytics« im Jahr 2020 auf 80 Milliarden US-Dollar geschätzt. Das ist natürlich ein riesiger Markt, den nicht nur die traditionellen Unternehmen der Medizintechnik erobern wollen, sondern auch all die Start-ups, die sich mit ihren Ideen völlig neu auf den Weg machen. Oder auch Firmen wie Google, Apple, SAP oder IBM, die eigentlich nicht aus dem Gesundheitsbereich kommen. Wir sind jedenfalls schon sehr gespannt, welche innovativen Neuerungen wir da zu erwarten haben und wie sie unser Leben verändern und gesünder machen werden.

Der Blick in die Zukunft war schon immer ein fester Bestandteil der Medizin. Wen wundert es, denn solange Menschen von ihren Krankheiten nicht bewahrt und geheilt werden können, wünschen sich Patienten und Ärzte eine Zukunft, die gleichsam Kranke zu Gesunden macht. Oder noch besser Krankheiten erst gar nicht entstehen lässt. Ein Blick in Zukunftsprognosen aus der Vergangenheit zeigt allerdings, dass die Versprechen einer Welt ohne Krankheit zwar regelmäßig und vollmundig gegeben, allerdings bestenfalls nur sehr eingeschränkt gehalten wurden. Es mag daran gelegen haben, dass die Methoden der Zukunftsvorausschau handwerklich dem Lesen im Kaffeesatz oder der Arbeit von Sternendeutern zu nahe kamen. Wie auch immer, auf den nächsten Seiten wollen wir eine Zukunft präsentieren, wie sie auch schon manche Zukunftswerkstatt für die digitale Gesundheitswelt von morgen gezeichnet hat.

Fest steht, dass in der digitalen Medizin der Zukunft digitale Instrumente eine wichtige Rolle spielen werden. Dazu werden Hochleistungscomputer, die mit dem Weltwissen der Medizin programmiert wurden, ebenso gehören wie Laborgeräte, die unsere Gene analysieren, um uns zu sagen, mit welcher Wahrscheinlichkeit uns wann welche Krankheiten drohen. 3-D-Drucker werden Organe drucken und das Problem fehlender Organspender lösen. Und natürlich werden Sensoren und Wearables uns helfen, alle erdenklichen Körperfunktionen digital zu erfassen. Das wichtigste digitale Instrument für die Medizin und die Gesundheitsversorgung der Zukunft allerdings wird ein Gerät sein, das uns heute schon als Alltagsbegleiter wohlbekannt ist.

Das Smartphone als täglicher Gesundheitsbegleiter

Das Smartphone ist heute für viele zum wichtigsten technischen Begleiter geworden. Geschäftsleute nutzen es als mobiles Büro und Mütter managen damit das Familienleben. Wer heute in einer fremden Stadt ein Restaurant sucht, der nimmt sein Smartphone zur Hand und bemüht die App der favorisierten Suchmaschine. Diese weiß häufig schon, ob ein Italiener oder doch ein veganes Restaurant gewünscht ist, und trifft so bereits die Vorauswahl. Alternativ wird dem hungrigen Smartphone-User eine Website mit Restaurantbewertungen empfohlen, die ihn wiederum zu einem passenden Gasthaus leitet, das online seine Speisekarte präsentiert. Ist die Wahl des Restaurants getroffen, wird online der Tisch reserviert. Dann kommen Tag und Uhrzeit in den Kalender und die Adresse und Telefonnummer des Restaurants wird im Kontakteordner gespeichert. Die Navigations-App liefert jetzt nicht nur den Weg und die Fahrzeit inklusive der Alternativen zwischen Autofahrt und öffentlichem Nahverkehr, sondern gibt auch gleich via Street View einen Einblick in die Nachbarschaft, in der sich das Restaurant befindet. Damit klärt sich dann mindestens die Frage, ob die Gegend auch für einen Spaziergang nach dem Essen einlädt. So ist alles in kürzester Zeit organisiert. Und wenn die Fahrt geplant ist, liefert das Smartphone auch gleich den Hinweis, ob ein akut aufgetretener Stau eine vorzeitige Abfahrt notwendig macht, damit der vorbestellte Tisch nicht anderweitig vergeben wird. Wer nicht selbst fahren will, wählt per Taxi-App dann auch nicht einfach nur ein Taxi aus, sondern bestimmt von vornherein, mit welcher Komfortklasse er chauffiert werden will. Selbstverständlich wird der Restaurantbesuch mit Fotos dokumentiert, die via Facebook, Twitter oder Instagram geteilt werden, damit Freunde rund um den Globus gut informiert sind und erfahren, welches Restaurant besonders empfehlenswert ist.

Die Medizin der Zukunft wird nach genau diesem gleichen Prinzip funktionieren. Alle notwendigen Informationen werden – natürlich perfekt vernetzt – genau dort zur Verfügung stehen, wo wir sie tatsächlich benötigt. Und dieser Ort ist dort, wo wir gerade sind, wenn gesundheitliche Probleme auftauchen, wir wieder gesund werden wollen oder unser Leben so ausrichten möchten, dass wir Krankheiten vorbeugen. Dieser Ort kann überall sein. Zu Hause, bei der Arbeit, in der Freizeit, im Urlaub. Man könnte diesen Ort auch ganz einfach als unseren Alltag bezeichnen.

Wir wissen seit Langem, dass es für unsere Gesundheit enorm wichtig ist, wie wir im Alltag leben. Man schätzt, dass die Hälfte aller Krankheiten durch ein falsches Verhalten im Alltag entsteht. Nicht umsonst nennt man diese Krankheiten dann auch Lifestyle-Erkrankungen. Wir bewegen uns zu wenig, essen zu viel, achten nicht auf unsere körperliche und geistige Fitness. Die Folgen heißen Herzinfarkt, Schlaganfall, Typ-II-Diabetes und möglicherweise sogar Demenz. Unser Alltag ist also offensichtlich eine ziemlich gefährliche Angelegenheit. Umso verwunderlicher ist es, dass dieser Alltag in der Problembeschreibung unseres Gesundheitswesens praktisch nicht vorkommt. Stattdessen lamentieren die Profis im Gesundheitswesen darüber, dass Patienten, die ambulant behandelt wurden, bei einem Krankenhausaufenthalt wieder vollständig neu untersucht werden müssen, weil die Informationen aus der ambulanten Versorgungswelt – also vom Haus- oder Facharzt – nicht im Krankenhaus verfügbar sind. Umgekehrt erlebt es der Krankenhauspatient immer wieder, dass er nach seiner Entlassung seinem ratlosen oder, besser noch, seinem informationslosen Arzt gegenübersitzt, weil es das Krankenhaus versäumt hat, ihn zeitnah über die Art der Behandlung und die Empfehlung zur weiteren Therapie zu informieren. Dieses Problem hat seit Jahrzenten einen Namen: es wird als »sektorale Trennung« bezeichnet. Trotz aller Beteuerungen seitens der Ärzteschaft, der Krankenhausmanager und Gesundheitspolitiker, dieses Problem zu lösen, hat sich hier zu wenig getan. Nach wie vor bedeutet die Ankunft im und die Entlassung aus dem Krankenhaus ein großes Risiko, wenn wichtige und für den Behandlungserfolg relevante Informationen fehlen. Wohlgemerkt: Informationen, die vorhanden sind: Wie ist die Vorgeschichte des Patienten? Welche Laborwerte sind bestimmt worden? Wie sah das letzte Röntgenbild aus? Und so weiter. Die Folge ist, dass Untersuchungen wiederholt werden müssen. Bei Blutuntersuchungen ist das vielleicht nur unangenehm, zeitaufwendig und teuer. Unnötige Röntgenuntersuchungen hingegen sind schlicht und einfach gefährlich. Schließlich können Röntgenstrahlen Krebs auslösen, und wenn man den Untersuchungen in den USA glaubt, sterben dort ziemlich viele Menschen an den Folgen von durch Röntgenuntersuchungen verursachten Krebserkrankungen. Lebensgefährlich kann aber auch die verschlampte Information zu lebensbedrohlichen Allergien werden. Selbst wenn der Patient selbst darauf achtet, diese Informationen immer persönlich an einen neuen Arzt weiterzugeben, so setzt dies natürlich voraus, dass der Patient dazu in der Lage ist. Nicht immer dürfte das der Fall sein, wenn man an Unfälle, Bewusstlosigkeit oder einfach nur die Nervosität im Zusammenhang mit Arztbesuchen denkt. Das Problem des Informationsdefizits im Gesundheitswesen ist natürlich bekannt, doch gelöst haben es die Profis, die sich um unsere Gesundheitsversorgung kümmern, bisher nicht. Nun aber besteht die berechtigte Hoffnung auf eine Lösung. Dann, wenn unser Gesundheitswesen genau so funktioniert wie ein Smartphone.

In der Zukunft erhalten Patienten ihre medizinische Versorgung 24 Stunden hindurch an sieben Tagen der Woche, ohne dafür zwingend in einer Praxis oder in einem Krankenhaus vorstellig werden zu müssen. Der Patient bestimmt selbst, wann er untersucht und behandelt werden will, und muss nicht wochenlang auf einen Arzttermin warten. In der Medizin nach dem Smartphone-Prinzip steht der Patient tatsächlich im Mittelpunkt. Was sich vielleicht für manch einen utopisch anhört, erscheint dann ganz logisch, wenn wir das Prinzip Stück für Stück entschlüsseln.

Das virtuelle Sprechzimmer wird eingerichtet

Wenn heute das Smartphone zum zentralen Kommunikationsinstrument im Alltag geworden ist, scheint es nur allzu logisch, es auch als festen Bestandteil unserer Gesundheitsversorgung weiterzuentwickeln und es zum zentralen Baustein der digitalen Gesundheitsversorgung zu machen. So werden wir auf unseren Smartphones die gesamten Informationen zu unserer Gesundheit ständig bei uns tragen. Alles. Angefangen von den Erkrankungen der Großeltern über die Schwangerschaft unserer Mutter bis zum letzten Laborwert vor unserem Tod. Enthalten sein werden sicher auch Auskünfte über unsere Gene, unseren Eiweißstoffwechsel, darüber, wie unser Körper lebenswichtige Stoffe verarbeitet, welche Bakterien in unserem Darm verschiedene Körperfunktionen beeinflussen und wie unser Gehirn funktioniert. Alle diese Informationen können dazu führen, dass wir im Falle einer Erkrankung eine sehr individuelle Therapie mit maximaler Aussicht auf Erfolg erhalten. Oder wir können so – natürlich noch viel besser – erwartbaren Krankheiten perfekt vorbeugen. Denn die umfassenden Informationen helfen auch, unsere Risiken zu bestimmen, bevor wir krank werden.

All das funktioniert natürlich nur, wenn die Informationen nicht weit verstreut, sondern an einer Stelle gespeichert sind. Das ist bisher das größte Problem, da unsere Gesundheitsinformationen nicht etwa von einem einzigen Arztbesuch stammen, sondern im Laufe unseres Lebens an verschiedenen Orten zusammenkommen. Und hier bietet unser Smartphone eine perfekte Möglichkeit, die Informationen an dem Ort, an dem sie entstehen, quasi abzuholen oder mitzunehmen. Jeder Arztbesuch wird damit beginnen, dass wir unserem Arzt den Zugang zu unseren Daten geben. Und jeder Arztbesuch wird damit enden, dass unsere private Gesundheitsakte ein Update mit den neusten Untersuchungsbefunden, Laborwerten und Röntgenbilder bekommt. Ist die Speicherkapazität unsere Smartphones ausgeschöpft, werden wir die Daten auslagern und in unserer hochgesicherten privaten Gesundheits-Cloud abspeichern. Dort sind sie dann genauso verfügbar wie im Speicher des Smartphones.

Dass dies keine ferne Utopie ist, zeigt heute bereits Apple. Auf jedem iPhone befindet sich mit dem Apple Health-Kit eine elektronische Patientenakte. Und schon heute lassen sich dort viele relevante Gesundheitsdaten speichern. Und da Apple die Schnittstellen geöffnet hat, können die Daten aus unzähligen Gesundheits-Apps direkt dorthin geleitet werden. Und von dort natürlich auch wieder ausgelesen und weiterverarbeitet werden.

Wie nah die Zukunft ist, zeigt uns auch die Mayo Clinic in den USA. Die Mayo Clinic ist ein gemeinnütziges Krankenhausunternehmen, das sich neben der Behandlung von Patienten auch um die Forschung und die Ausbildung von Ärzten kümmert und so einen weltumspannenden hervorragenden Ruf aufgebaut hat. Vor einiger Zeit gab der oberste Mediziner der Mayo Clinic bekannt, dass man in Zukunft in der medizinischen Versorgung eng mit Apple zusammenarbeiten würde. Geplant sei, dass die elektronische Patientenakte des iPhones vollständig in die eigenen Informationssysteme integriert werden würde.

So werden zukünftig über unser Smartphone solche medizinische Daten, die bislang in Karteikästen, auf den Festplatten der Arztpraxen oder noch nicht vernetzten Servern der Krankenhäuser lagern, zusammengeführt. Herauskommen wird eine individuelle Lebensgesundheitsakte, die die gesamte Historie unserer individuellen gesundheitsrelevanten Informationen abbildet. Die Informationsbrüche bei Wechsel des Arztes oder Entlassung aus dem Krankenhaus, die heute an der Tagesordnung sind, werden dann der Vergangenheit angehören. Patienten müssen nicht mehr bei jedem Kontakt mit einem neuen Arzt oder Krankenhaus ihre gesamte Krankheitsgeschichte wiederholen. Doppeluntersuchungen werden vermieden und im Notfall stehen alle Informationen für eine schnelle Behandlung bereit. So wird die Medizin besser und sicherer.

Interessant ist, dass sich damit aber auch die Datenhoheit verschiebt und so ein wichtiges Prinzip unseres Gesundheitswesens zu wanken beginnt. Nicht mehr der Arzt oder das Krankenhaus verfügen exklusiv über die Informationen und stellen den Patienten dieses erst auf Anfrage zur Verfügung. In der Zukunft ist es umgekehrt. Der Arzt wird fragen, welche Informationen ihm der Patient zur Verfügung stellt. Diese Veränderung wird grundsätzliche Veränderungen sowohl im Selbstverständnis als auch in der Ausbildung der Ärzteschaft mit sich bringen. Der Patient kann sich nun viel aktiver in seinen Versorgungsprozess einbringen. Diese aktive Rolle wird auch dazu führen, dass die Forderung der Patienten nach mehr Servicefreundlichkeit und höherer Geschwindigkeit im Behandlungsprozess immer lauter werden wird. Wartezeiten passen nicht in das Bild eines Gesundheitswesens nach dem Smartphone-Prinzip.

Der Arzt der Zukunft wird so nicht nur ein anderes Selbstbild seiner Patienten akzeptieren – und manchmal auch verkraften – müssen. Er wird auch neue Dinge lernen. Bislang ist der Arzt ein Wissender in Sachen Lebenswissenschaften. Zukünftig wird er auch ein Datenwissenschaftler sein müssen. Also jemand, der Daten analysiert und Entscheidungen auf der Basis von datenbasierten Algorithmen trifft. Wie anders soll es gehen, wenn ein Patient seinem neuen Hausarzt die gesammelten Gesundheitsdaten der letzten dreißig Jahre mitbringt und erwarten darf, dass alle diese Informationen auch Berücksichtigung finden? Die Ärzte werden nicht nur ihre Praxis-IT aufrüsten müssen, sondern die Informationstechnologie als neues Werkzeug der Medizin begreifen lernen. Die IT wird nicht weniger lebensrettend werden als das Skalpell in der Hand des geübten Chirurgen. Und natürlich wird es spezielle Computerprogramme geben, die sekundenschnell mit den zu erwartenden großen Datenvolumen umgehen können.

Viele Arztbesuche werden zukünftig ohnehin nicht mehr im klassischen Sprechzimmer stattfinden. Der Patient der Zukunft wird neben seinem Offline-Doktor auch die Online-Spezialisten bemühen wollen. So werden Online-Sprechstunden in die Regelversorgung einziehen. Ärzte werden neben der normalen Sprechstunde auch Zeiten anbieten, in denen sie ihre Patienten im virtuellen Sprechzimmer behandeln. Viel Fantasie benötigt man nicht, um sich vorzustellen, dass es auch Ärzte geben wird, die ihre Sprechstunde nur noch im Internet anbieten. Und das macht den nächsten Paradigmenwechsel deutlich. Der Patient wartet nicht mehr auf den Terminvorschlag der mehr oder weniger netten Arzthelferin des Arztes um die Ecke. Doctor-on-Demand – also der Arzt, der genau dann verfügbar ist, wenn ich ihn brauche – bedeutet, dass der Patient der Zukunft bestenfalls noch eine Wartezeit von wenigen Minuten akzeptiert. Für banale Erkrankungen wird dann statt des Hausarztes der fremde Doctor-on-Demand konsultiert. Dank der Online-Gesundheitsakte mit allen relevanten Vorinformationen kann auch ein zuvor vollkommen unbekannter Doktor für Bagatellerkrankungen und erste Ratschläge gut als Hausarztersatz dienen. Die Untersuchungen, die früher zwangsläufig in der Arztpraxis erfolgen mussten, werden dann von preiswerten Geräten, mit denen ich die Diagnostik im Heimtest machen kann, oder direkt via Smartphone durchgeführt und die Befunde in Echtzeit in unsere digitale Gesundheitsakte überspielt. Zunächst werden wir vielleicht noch nach Ärzten in unserer Stadt suchen, die uns online behandeln. Dann werden wir uns trauen, online auch in anderen Städten und andere Bundesländern Ausschau nach den für unsere Bedürfnisse am besten geeigneten Ärzten zu halten. Und schließlich werden wir uns darüber freuen, dass wir dann, wenn bei uns Nacht ist, nicht auf einen übermüdeten Arzt in deutschen Landen zurückgreifen müssen, sondern per Videoschalte einen ausgeschlafenen Mediziner in Australien mit der Sorge um unsere Gesundheit betrauen dürfen. Es ist nicht schwer, sich vorzustellen, dass die Entwicklung der technischen Lösungen viel einfacher sein wird, als unser Sozialversicherungssystem an die neue globale und digitale Gesundheitswelt anzupassen. Für die meisten Patienten wird der Doctor-on-demand ganz normal sein und ein Patient, der die Online-Sprechstunde ablehnt, wird angeschaut werden wie jemand, der heute dem Brockhaus den Vortritt vor der Online-Recherche gibt. Deutsche Ärzte können ihre Kompetenz und Hilfe plötzlich weltweit anbieten und ausländische Ärzte ihr Fachwissen bei deutschen Patienten anbrigen.

Viele Arztbesuche – seien sie nun konventionell im Sprechzimmer oder in der virtuellen Welt des Internets verortet – werden in der digitalen Welt überflüssig werden. Bereits heute versuchen wir Arztbesuche zu vermeiden und bemühen Google, um herauszufinden, welchen Grund unsere Kopf- oder Bauchschmerzen haben könnten. Dazu geben wir einzelne Symptome in die Suchmaske ein und erhalten eine zwangsläufig oberflächliche Auskunft zu möglichen Ursachen und Diagnosen. Oft genug führt die Eingabe harmloser Symptome zu katastrophalen Diagnosevorschlägen oder obskuren Therapiehinweisen. In der Zukunft aber wird man die Möglichkeit haben, Google seine gesamte Gesundheitsakte zu öffnen und dann erst die einzelnen Symptome einzugeben. Der Suchalgorithmus läuft dann nicht auf der Basis einer IP-Adresse ab, sondern wird mit realen Patientendaten gefüttert. Und Google weiß dann genau so viel von »seinem Patienten« wie der Hausarzt. Google weiß aber möglicherweise viel mehr über die neuesten medizinischen Möglichkeiten. Oder darüber, dass gerade eine Grippewelle im Anflug ist, sich verdorbenes Fleisch im Umlauf befindet oder die letzten zwei Millionen Suchanfragen dieselben Symptome beschrieben haben. Die Antworten von Google werden zukünftig also sicher zuverlässiger sein als heute. Und Google wird dann nicht nur eine Diagnose liefern, sondern auch den entsprechenden Spezialisten einschließlich Terminvorschlag zur weitergehenden Untersuchung. Wer Google nicht trauen mag, wird spezialisierte Medizin-Suchmaschinen nutzen können.

Bereits heute existieren Hochleistungscomputer, die von Ärzten und Wissenschaftlern mit dem Weltwissen der Medizin programmiert wurden. Prominentestes Beispiel ist der schon erwähnte IBM-Supercomputer, der auf den Namen Watson hört. Im Sinai Cancer Institute in Los Angeles bietet er den Ärzten seine Hilfe in Diagnostik und Therapie an, wenn es um die Behandlung von Krebspatienten geht. Dazu werden alle Informationen aus der elektronischen Akte eines Patienten an Watson übermittelt, damit dieser in der auf der ganzen Welt verfügbaren Fachliteratur nach der bestmöglichen Therapie sucht. Dabei erreicht Watson eine Rechenkapazität, die 200 Millionen Seiten Fachliteratur in drei Sekunden auf relevante medizinische Informationen durchsuchen lassen kann. Demnächst wird der Zugriff auf Watson auch per App möglich sein. Der Patient der Zukunft wird wählen können, ob er sich mit einem einzelnen Arzt unterhalten möchte oder sich dem digitalisierten Wissen von 100.000 Ärzten anvertraut.

Die Ärzte der Zukunft werden sich daran gewöhnen müssen, plötzlich im Wettbewerb mit solchen vernetzten Expertensystemen zu stehen. Expertensystemen, die von ihren Kollegen programmiert wurden. Es bleibt abzuwarten, wie es ausgehen wird. Vielleicht so wie der Wettkampf, der stattfand, als die Dampfmaschine erfunden wurde. Damals wurde ein Tauziehen veranstaltet. Mensch gegen Dampfmaschine. Die Maschine gewann haushoch und niemand kam mehr auf die Idee, diesen Wettkampf zu wiederholen. Auch hier genügt wenig Fantasie, um in die Zukunft zu schauen. Wenn es nur um das Wissen rund um Diagnostik und Therapie geht, wird der Computer gewinnen. Er wird mehr wissen, immer verfügbar sein und ziemlich sicher seine Dienste auch deutlich preiswerter anbieten können, als es die Gebührenordnung für Ärzte vorsieht. Wenn es aber um das hohe Gut des Vertrauens, der Empathie und der Menschlichkeit geht, wird der Mensch gewinnen. Ein Mensch wird dem Patienten eine für ihn schreckliche, lebensverändernde Botschaften natürlich viel einfühlsamer übermitteln als jede Maschine; und danach auch die Begleitung auf dem Weg durch die Behandlung und im schlimmsten Fall bis zum Abschied besser übernehmen als das beste Expertensystem der Welt. Es bleibt allerdings die Frage, ob dieser Mensch ein Arzt sein muss. Wer weiß, was Krankenschwestern, Krankenpfleger, Seelsorger heute bereits leisten, wird diesen sicherlich zutrauen, auch hier die Wünsche eines Patienten zu erfüllen. Und wenn es um das rein medizinische Fachwissen geht, ist der virtuelle Arzt ja immer verfügbar. Ob dieses Szenario kommen wird, bleibt abzuwarten. Klar wird allerdings sein, dass Ärzte sich sehr bald mit Expertensystemen messen lassen müssen. Vielleicht nicht vor jedem Arztbesuch, sicher aber, wenn der Patient mit dem Behandlungsergebnis nicht zufrieden ist. Schließlich will jeder die beste Medizin für sich und seine Angehörigen in Anspruch nehmen.

Die App auf Rezept oder der Leibarzt in der Hosentasche

Wer heute das Sprechzimmer eines Arztes verlässt, erhält nicht selten ein Rezept. Darauf steht ein Medikament und wie dieses anzuwenden ist, zum Beispiel 3-mal täglich eine Tablette. Ob dies dann vor oder nach dem Essen zu geschehen hat, steht im Beipackzettel. In der Zukunft wird der Arzt nicht nur Medikamente, Krankengymnastik oder medizinische Hilfsmittel verschreiben. Auf dem Rezept wird dann auch eine Therapie-App stehen, die Sie daran erinnern wird, wann ein Medikament einzunehmen ist oder in welchen Abständen Sie einen Termin für die Krankengymnastik vereinbaren sollen. Und sich die Übungen für Zuhause für Sie merkt. Und Hand aufs Herz: Wer hat die nicht schon immer mal wieder vergessen?

Bluthochdruck

Mit dem Medikament gegen Bluthochdruck gibt es dann die Hypertonie-App. Diese wird über eine Schnittstelle mit weiteren Informationen, die in einer Cloud oder auf der elektronischen Gesundheitskarte gespeichert sind, verbunden und auf den Patienten individualisiert. So bekommt der Patient die Informationen zu seiner Erkrankung und zu sinnvollen Lebensstilveränderungen mitgeteilt. Der Blutdruck, der mittlerweile über die Sensoren einer intelligenten Uhr gemessen werden kann, wird automatisch mit der Dosierung des Medikaments abgeglichen und Änderungen der einzunehmenden Medikamentenmenge werden nicht mehr beim nächsten Arztbesuch besprochen, sondern unabhängig davon an den im realen Leben gemessenen Werten festgemacht.

Diabetes

Der Diabetiker erhält auf seinem Rezept nicht nur die Verordnung von Insulin und Teststreifen, sondern einen internetfähigen Insulin-Pen samt Glukosemessgerät. Die so gemessenen Blutzuckerwerte und die applizierte Insulindosis wandern in die Lebensgesundheitsakte und von dort in ein Diabetesmanagementsystem. Dort wird bewertet, ob die Insulindosis richtig war, der Zeitpunkt der

Injektion korrekt und so das Risiko von Diabetes-Spätschäden an Augen, Nieren und Blutgefäßen weitgehend reduziert werden konnte. Der Patient erhält nicht nur beim vierteljährlichen Arztbesuch die neuesten Hinweise, wie er seine Diabetes-Therapie verbessern kann, sondern mindestens fünfmal am Tag. Immerhin ein Faktor von fünfhundert, was die Informationsdichte angeht. Eine Informationsdichte, die möglicherweise entscheidend dafür ist, ob der Patient Jahre später sein Augenlicht verliert oder sich zur Amputation seiner Zehen und Füße in die Klinik begeben muss.

Wie das funktioniert, kann man heute schon unter www.emperra.com oder bei www.mysugr.com nachschauen. Auch hier wird der Diabetiker über ein Diabetes-Managementsystem durch seine Krankheit geführt. Er erfährt alles Wissenswerte und kein Blutzuckermesswert geht verloren. Wer nicht weiß, wie viel Insulin gespritzt werden muss, kann sich die Menge berechnen lassen, und wer wissen will, wie er trotz Diabetes ein möglichst weitgehend sorgenfreies Leben führen kann, findet wunderbare Erklär-Videos.

Mittlerweile haben sich weltweit 750.000 Diabetiker bei der Online-Plattform mySugr angemeldet und täglich kommen tausend dazu. Warum mySugr so erfolgreich ist? Vielleicht deshalb, weil mySugr von zwei Diabetikern gegründet wurde und ein großer Teil der Mitarbeiter ebenfalls an Diabetes leidet. Man scheint dort zu wissen, wo die Defizite in der Versorgung von Diabetiker liegen und wie man welche Informationen bereitstellen muss, damit der Nutzer tatsächlich auf diese zurückgreift. Dass die virtuelle Welt nicht zwangsläufig zur Konkurrenz für die Ärzte vor Ort werden muss – auch das zeigt das Beispiel von mySugr. Diabetologen empfehlen ebenso wie Hausärzte ihren Patienten, mit mySugr zu arbeiten. Beim nächsten Arztbesuch schauen sie sich gemeinsam mit ihrem Patienten die sauber dokumentierten Laborwerte, verköstigten Broteinheiten und applizierten Insulinmengen an. So kann der Arzt darauf vertrauen, dass er die umfassenden Informationen seines Patienten vorliegen hat, und der Patient kann seinen Diabetologen als oberste Instanz in Sachen Diabetes-Behandlung nutzen.

So werden künftig auch Krankenhausaufenthalte geplant werden. Soll ein Patient beispielsweise ein neues Hüftgelenk bekommen, stellt er sich heute in dem Krankenhaus vor, das die Endoprothese einbauen soll, und bekommt einen Operationstermin genannt. In Zukunft erhält der Patient auch hier eine App, die ihn ausführlich darüber informiert, was vor und nach der Operation zu beachten ist. Welche Medikamente sind vor der Operation abzusetzen, welche Schmerzen sind nach der Operation zu erwarten? Welche Art der Krankengymnastik verspricht den besten Erfolg? Und natürlich kann sich der Patient seinen Operateur per Video bei seiner täglichen Arbeit im OP anschauen.

Die digitale Welt der Medizin wird zum Begleiter des Patienten. Vielleicht so, wie wir uns einen Leibarzt wünschen. Ein Arzt, dem wir vertrauen und den wir zu jeder Tages- und Nachtzeit erreichen können. Ein Arzt, der nicht nur unsere Krankheitsgeschichte kennt, sondern auch weiß, wie wir in der Welt jenseits unserer Krankheit leben. Ein Arzt, der unsere Sorgen und Nöte kennt und jede Empfehlung höchst individuell und genau auf uns abgestimmt gibt. Solche Ärzte gibt es natürlich auch in der analogen Welt. Wahrscheinlich aber nur für Bundespräsidenten und Multimillionäre. Oder unser Leibarzt ist ein guter Freund, der zufälligerweise Medizin studiert hat. Für alle anderen wäre es doch wunderbar, einen Leibarzt in der Hosentasche zu haben. Auch wenn man am Abend dessen Akkus wieder aufladen muss.

Migräne

Der Prototyp eines solchen Leibarztes wird wohl die App der Firma M-sense sein. Diese wurde für Patienten entwickelt, die an Migräne leiden. Daran stirbt man zwar nicht, doch gelten die Patienten während der Attacken als sehr krank. Nach wie vor ist die Ursache von Migräne nur im Ansatz geklärt. Verantwortlich gemacht werden Faktoren, die zum einen Teil vom Patienten selbst ausgehen und zum anderen mehr oder wenig spezifische Umfeldbedingungen betreffen. So kommen bis zu zwanzig Faktoren zusammen, die von der Schlafqualität, dem Stressniveau und dem Koffeingenuss bis zum Luftdruck und der Außentemperatur reichen. Auch Migränespezialisten können keine sichere Prognose zum Auftreten einer Migräneattacke leisten – es scheint eine Gleichung mit zu vielen Unbekannten zu sein. Und genau hier setzt die M-sense App an.

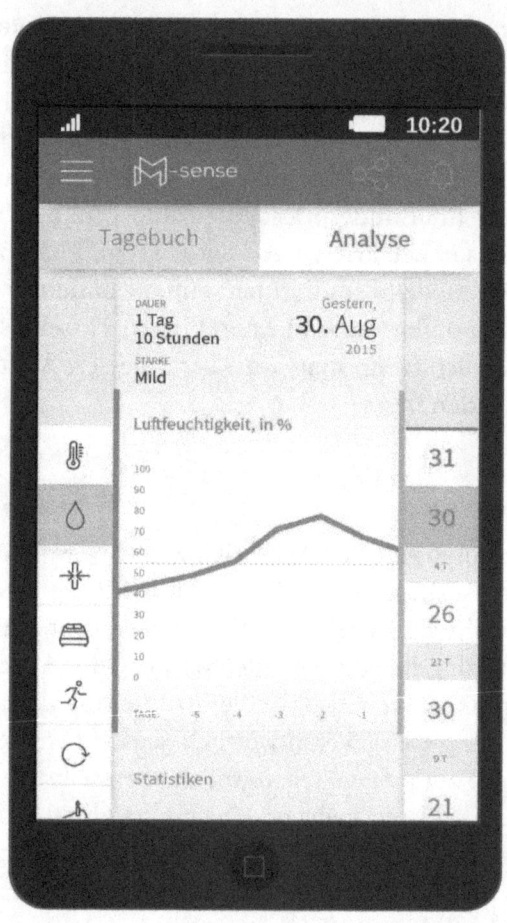

Auslöser für Migräneschübe sind sehr unterschiedlich, einer davon kann etwa Luftfeuchtigkeit sein. Die App hilft, persönliche Auslöser zu erkennen und gibt dem Nutzer frühzeitig Tipps, eine Attacke zu verhindern. Die rechte Spalte liefert Aufschluss über frühere Attacken und andere Faktoren, die ebenfalls zu einer Migräneattacke führen könnten (Temperatur, Schlafdauer, körperliche Aktivität etc.). Alle Informationen können dem Arzt in einem Report übermittelt werden.

Migräneattacken werden zunächst analysiert und den bekannten und vermuteten Auslösern zugeordnet. Dazu wird der Patient befragt, außerdem die Wetterdaten korreliert und über Wearables körpereigene Daten hinzugespielt. Analysiert wird mit sogenannten Deep-learning-Technologien, bei denen Großcomputer aus riesigen Datenmengen ein »Erfahrungswissen« gewinnen, aufgrund dessen sie immer sicherere Schulssfolgerungen ziehen und Antworten auf neue Fragestellungen finden können. Bei Migränepatienten werden sie insbesondere dafür eingesetzt, unbekannte Muster herauszufiltern. Nach einigen analysierten Attacken ist bei den meisten Patienten ein Muster gefunden, mit dem das individuelle Risiko für das Auftreten der nächsten Migräneattacke vorausgesagt werden kann.

Von diesem Moment an wird der Patient kontinuierlich von der App begleitet. Bereits beim Aufstehen erhält er einen Hinweis auf die Wahrscheinlichkeit einer neuen Migräneattacke. Reagiert der Patient beispielsweise auf den Luftdruck, die Schlafqualität, Stressfaktoren, Koffeinkonsum, bestimmte Lebensmittel, wird die App ihn darauf hinweisen, wie er die Attacke verhindern kann. Sie kann also empfehlen, an diesem Tag Termine, die mit einer Flug- oder Bahnreise einhergehen, ausfallen zu lassen, auf Kaffee zu verzichten, einen Mittagsschlaf zu machen oder den Tag mit Entspannungsübungen zu beginnen. Möglicherweise wird die Analyse aber auch zeigen, dass der Kontakt zu bestimmten Personen eine Migräne auslöst oder der Schlafbeginn entscheidend ist. Da die App kontinuierlich lernt, wird die Vorhersagegenauigkeit ebenfalls ständig verbessert.

Digitale Alltagsmedizin –
morgen und übermorgen

Wer kennt es nicht – man steht im Supermarkt und versucht im Wust der Angebote herauszufinden, was in den Einkaufskorb gehören soll, damit der Kühlschrank mit den richtigen Dingen für die nächsten Tage gefüllt ist. Der Besuch im Supermarkt der Zukunft wird vielleicht mehr mit dem Besuch in einer Apotheke gemeinsam haben, als wir heute denken. Nicht, weil wir unsere Medikamente dort kaufen werden. Sondern weil wir unsere Lebensgesundheitsakte während unseres Einkaufs mit dem Warenwirtschaftssystem des Supermarktes verbinden. Greifen wir in das Regal mit der Butter, kommt folgender freundlicher Hinweis: »Liebe (hier kommt dann Ihr Name), Ihre Blutuntersuchung von gestern hat ergeben, dass eine Ernährung mit mehrfach ungesättigten Fettsäuren Ihre krankheitsfreie Lebenserwartung erhöht. Wir freuen uns, Ihnen mitteilen zu dürfen, dass wir heute Olivenöl im Sonderangebot haben. Sie finden es einen Meter weiter rechts in Ihrer (!) Augenhöhe.«

Alternativ wäre beim Griff ins Regal mit Gebäck der folgende Hinweis medizinisch hoch relevant: »Das von Ihnen ausgewählte Produkt enthält Erdnüsse. Da bei Ihnen eine hochgradige Erdnuss-Allergie vorliegt, bringt Sie der Verzehr in akute Lebensgefahr. Ein weitgehend ähnliches Produkt ohne Erdnuss-Bestandteile finden Sie im zweiten Regalfach von unten.«

Noch eleganter wird der Besuch im Online-Supermarkt der Zukunft sein. Hier werden dann nach der Synchronisation mit der Lebensgesundheitsakte nur noch solche Produkte angezeigt, die zweifelsfrei gesundheitsfördernd und ungefährlich sind. Keine Chance also, ungesunde Dinge zu bestellen – immer vorausgesetzt, dass Sie die Unterstützung in Ihrem Alltag wollen. Niemand sollte zu ihrer Nutzung gezwungen werden.

Interessant wird der Abgleich mit unserer Gesundheitsakte aber auch, wenn wir unseren nächsten Urlaub buchen. Automatisch werden dann Empfehlungen möglich, ohne dass wir nachfragen müssen, ob vielleicht am Urlaubsort gerade irgendwelche Pflanzen blühen, auf die wir allergisch reagieren, oder ob das ausgesuchte Hotel auf eine besondere Lebensmittelqualität achtet.

Sollten sich in unserer Gesundheitsakte Röntgenbilder unserer Wirbelsäule und ein Untersuchungsbefund unseres Orthopäden befinden, werden wir diese natürlich bei der Bestellung eines Bürostuhls gleich abgleichen. So ist sichergestellt, dass mit dem gelieferten Stuhl auch stundenlanges Sitzen am Arbeitsplatz unserem Rücken nicht schadet.

Der Blick in die Zukunft wird immer kurzfristiger. Kaum jemand traut sich Prognosen zu, die Zeiträume von zehn Jahren überscheiten. Und gerade in der digitalen Welt werden viele Techniken und Anwendungen, die wir in der fernen Zukunft wähnen, bereits in wenigen Jahren reif für die Nutzung im Alltag sein. Für die Gesundheitsversorgung werden zwei neue Anwendungen mehr als interessant sein werden.

Zum einen sind das Health-Bots. Bots sind bekannt als Computerprogramme oder Skripte, die automatisch regelmäßige oder wiederholende Aufgaben übernehmen. Im Gesundheitswesen der Zukunft werden Bots die Informationen unserer Gesundheitsakte regelmäßig und ungefragt mit den neuesten Erkenntnissen der Medizin abgleichen und immer dann, wenn es neue Behandlungsmethoden gibt, diese automatisch in unsere Therapiepläne integrieren. So ist sichergestellt, dass wir immer nach dem neuesten Stand behandelt werden.

Die zweite Entwicklung betrifft Therapie-Avatare. Ein sehr beeindruckendes Beispiel für deren Anwendungen kommt aus Kalifornien. Dort werden Patienten mit psychischen Störungen behandelt, indem eine Videokamera Mimik, Gestik und Sprache aufnimmt und zur Analyse an ein Expertensystem weiterleitet. Dieses verfügt sowohl über ein ausgefeilte Spracherkennung als auch einen sogenannten Emotion Reader, einem Gefühlsleser. Mit diesem erkennt das System, in welchem emotionalen Zustand sich der Patient befindet. Damit ist das Expertensystem befähigt, sich mit dem Patienten zu unterhalten und eine Psychotherapie so durchzuführen, wie sie ein menschlicher Therapeut durchführen würde. Dazu wurde das Expertensystem von erfahrenen Psychotherapeuten trainiert.

Damit die Therapie einer herkömmlichen Psychotherapie noch näher kommt, wurde die Programmierung so weiterentwickelt, dass ein Avatar die Rolle des Therapeuten übernimmt. Dank der ausgefeilten Technik aus der Videospielewelt wirkt alles so, als ob der Patient einen menschlichen Psychotherapeuten per Videokonferenz konsultiert. Eine elegante Methode, die den Mangel an Psychotherapeuten ausgleichen wird. Und noch mehr. Denn der Avatar kann sich perfekt auf jeden Patienten einstellen. Wenn es dem Patienten gut tut, über sein ausgefallenes Hobby, seinen letzten Urlaub auf einer abgelegenen Südseeinsel oder die Ergebnisse des Endspiels der schottischen Dart-Meisterschaft zu sprechen – alles kein Problem, denn selbstverständlich ist das Psychotherapie-Expertensystem in Echtzeit mit dem Internet verbunden und kann bis ins kleinste Detail mitreden.

Und so kommt man wieder zum Beschluss des Deutschen Ärztetags im Mai 2015, wo die Deutsche Ärzteschaft die ärztlichen Positionen zu Einsatzgebieten telemedizinischer Patientenversorgung formuliert hat. Dort heißt es: »Auf evidenzbasierter Grundlage können telemedizinische Methoden gegenüber konventionellen Verfahren auch als gleichwertig oder überlegen angesehen werden.« Wer hätte gedacht, dass es schon bald so weit sein würde? Die digitale Medizin hat sich auf den Weg gemacht, die konventionelle Medizin abzulösen – auf der Basis der Auswertung unserer Daten im Dienste unser aller Gesundheit! Digital macht gesund!

Nachwort

Glückwunsch – Sie haben es geschafft. Natürlich sind wir sehr neugierig, wie Ihnen diese kleine Zeitreise in die Zukunft der Medizin, in die Zukunft Ihrer eigenen Gesundheit, Ihres Lebens gefallen hat. Manches wird Ihnen fremd vorgekommen sein, manches wird Sie begeistert haben und dann wiederum werden Sie sich gesagt haben: »Auf gar keinen Fall.«

Am Ende des Buches möchten wir feststellen, dass unsere – zugegeben etwas provokante – These, dass Datenschutz nur was für Gesunde ist, nicht ganz stimmt. Er ist in der heutigen überdrehten Form auch nichts für Gesunde. Außer vielleicht für diejenigen, die glauben, sie seien niemals auf Hilfe angewiesen.

Vielleicht haben Sie es gemerkt: Wir sind keine Fanatiker und wollen den Datenschutz nicht völlig abschaffen. Aber wir müssen ihn überprüfen und dort, wo er hinderlich ist, anders formulieren. Denn anders als bei irgendwelchen Businessmodellen aus dem Einzelhandel oder dem Dienstleistungsgewerbe geht es in der Gesundheit darum, Menschenleben zu retten oder um ein Vielfaches angenehmer zu machen als heute. Und zwar nicht nur bei uns, sondern weltweit.

Bis wirklich jeder Euro, der im deutschen Gesundheitswesen ausgegeben wird, auch mehr Gesundheit für Sie als Patienten bedeutet, ist es leider noch ein weiter Weg. Es heißt, lieb gewonnene Monopole aufzugeben und die Rolle des Arztes völlig neu zu definieren. Wir sind überzeugt: Das hilft vor allem Ihnen als Patienten. Denn Sie werden zum eigentlichen Souverän Ihrer Gesundheit. Sie haben ein Anrecht darauf, verstehen zu können, was mit Ihrem Körper passiert, wie er funktioniert und wie Sie möglichst lange gesund bleiben können. Sie sollten entscheiden können, wem Sie vertrauen und welcher Diagnose. Sie sollten entscheiden, ob Sie für den Preis Ihrer persönlichen Daten ein einfacheres, unbeschwerlicheres und glücklicheres Leben führen können.

Diese Entscheidung kann und sollte Ihnen niemand abnehmen.

Um diese Entscheidung treffen zu können, müssen Sie aber um die Möglichkeiten wissen, die es gibt. Sie kaufen ja auch kein Auto, ohne sich zuvor genau mit den technischen Details auseinandergesetzt zu haben.

Setzen Sie sich mit den Möglichkeiten der datenbasierten Medizin auseinander – für Sie, Ihre Gesundheit, Ihre Familie, Ihr Leben.

Wir haben uns entschieden: Wir glauben an die Möglichkeiten der Medizin 4.0. Unser Handeln sollte sich von einer puren Abwehrhaltung wegbewegen. Diese dient nur denjenigen, die bisher den Weg bestimmten – mit allen Erfolgen, aber auch mit allen Fehlern. Stattdessen sollten wir uns der Frage zu wenden, wie wir den Wandel erfolgreich gestalten können.

Digitale Gesundheit wird unser Leben verändern, es besser machen. Sind Sie bereit?

Die Autoren

Jens Spahn ist Bankkaufmann und Politikwissenschaftler. Er wurde 1980 in Ahaus geboren und 2002 zum ersten Mal für den Wahlkreis Steinfurt I/Borken I in den Deutschen Bundestag gewählt. Von 2002 bis 2015 war er Mitglied im Ausschuss für Gesundheit des Deutschen Bundestages und von 2009 bis 2015 gesundheitspolitischer Sprecher der CDU/CSU-Bundestagsfraktion. Seit dem 3. Juli 2015 ist er Parlamentarischer Staatssekretär beim Bundesminister der Finanzen. 2014 wurde er auf dem Bundesparteitag in Köln in das CDU-Präsidium gewählt.

Dr. med. Markus Müschenich, Jahrgang 1961, ist Kinderarzt und Gesundheitswissenschaftler. Er war mehr als zehn Jahre Vorstand freigemeinnütziger und privater Krankenhauskonzerne und ist Gründungsmitglied und Vorstand des Bundesverbands Internetmedizin. Gemeinsam mit dem Gesundheits-Startup *Caterna Vision* brachte er 2014 die weltweit erste »App-auf-Rezept« für eine von Ärzten verordnete, nur über das Internet verfügbare und darüber hinaus von einer Krankenkasse bezahlte digitale Therapie in den Gesundheitsmarkt. Dr. Markus Müschenich ist Managing Partner von FLYING HEALTH-die Startup Manufaktur und Mitgründer des FLYING HEALTH INCUBATORS, in dem Digital Health Startups digitale Diagnose- und Therapie-Applikationen entwickeln.

Prof. Dr. med. Jörg F. Debatin, MBA ist Arzt, Wissenschaftler und Manager. Nach dem Medizinstudium in Heidelberg folgte die Ausbildung in der Diagnostischen Radiologie in Duke und Stanford. 1993 habilitierte er sich am Universitätsspital Zürich und wurde 1998 als Universitätsprofessor und Direktor der Klinik für Diagnostische Radiologie an das Uniklinikum Essen berufen. 2003 wechselte er als Ärztlicher Direktor und Vorstandsvorsitzender an das Universitätsklinikum Eppendorf in Hamburg, das er über acht Jahre leitete. 2011 folgte eine Station als Vorstandsvorsitzender der amedes Holding AG und im September 2014 die Ernennung zum Vice President von GE Healthcare.

Bildnachweise

Seite 14 © 2016 Dr. Grieger & Cie

Seite 22 © Verlag Herder

Seite 37 © Fotolia

Seite 41 © Fotolia

Seite 57 © Caterna Vision GmbH

Seite 59 © Verlag Herder

Seite 61 © Patientus GmbH

Seite 75 © Fotolia

Seite 78 © Verlag Herder

Seite 80 © Fotolia

Seite 100 © Verlag Herder

Seite 124 © Newsenselab GmbH

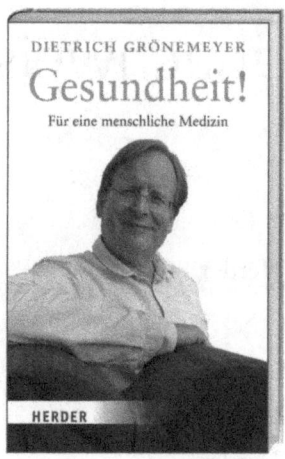